# 常见中药
# 功效与家庭种植技巧

主　编　郁东海　朱　江　顾建钧
副主编　骆智琴　孙　敏　董先红
主　审　赵志礼　齐昌菊

U0320575

上海科学技术出版社

# 内 容 提 要

本书收载植物品种共78种，均遴选于《中华人民共和国药典（2015版）》和地方炮制规范中适合于家庭栽培的植物。全书分为3个部分。第一部分为中药与中药种植，介绍了中药与中药盆栽定义、中药种植简史和中药盆栽的种植技术。第二部分按植物功效分为补虚药、清热及解表药、化痰止咳平喘药、止血及活血药、祛湿药、温里及行气药以及其他药，每种中药植物介绍内容包括概况、别名、药用部位、种植技术、性味功效、食疗药膳和注意事项等。第三部分简介药用植物常见病虫害防治。

本书可供中医药爱好者以及盆栽种植的读者参考使用。

**图书在版编目（CIP）数据**

常见中药功效与家庭种植技巧 / 郁东海，朱江，顾建钧主编. —上海：上海科学技术出版社，2017.6
ISBN 978-7-5478-3545-6

Ⅰ.①常… Ⅱ.①郁… ②朱… ③顾… Ⅲ.①中药材—药效 ②药用植物—栽培技术 Ⅳ.①R285 ②S567

中国版本图书馆CIP数据核字（2017）第088202号

**常见中药功效与家庭种植技巧**

主编　郁东海　朱　江　顾建钧

上海世纪出版股份有限公司
上海科学技术出版社　出版
（上海钦州南路71号　邮政编码200235）
上海世纪出版股份有限公司发行中心发行
200001　上海福建中路193号　www.ewen.co
苏州望电印刷有限公司印刷
开本　787×1092　1/16　印张　12.25
字数　150千字
2017年6月第1版　2017年6月第1次印刷
ISBN 978-7-5478-3545-6/R·1361
定价：48.00元

　　中医药是中华民族在几千年生产生活实践和与疾病做斗争中形成的医学科学，是中华文化的瑰宝。中草药是中医预防治疗疾病所使用的独特药物，也是中医区别于其他医学的重要标志。近年来，由于中药盆栽植物不仅有益于身体健康，而且能美化家居，正逐步走入寻常百姓家。但在中药植物种植技术问题和中药药用知识方面，人们仍甚感茫然。

　　为了提高百姓种植中药植物的技术，普及中药科普养生知识，我们启动了《常见中药功效与家庭种植技巧》的编写工作，旨在运用通俗易懂的语言、形象生动的原植物图片，让读者了解和掌握常见中药植物的药用功效及家庭种植技巧，实现中药植物家庭种植的可操作性及中药知识的科普性。

　　本书收载植物品种共78种，均遴选于《中华人民共和国药典（2015版）》和地方炮制规范中适合于家庭栽培的植物。全书分为3个部分。第一部分为中药与中药种植，介绍了中药与中药盆栽定义、

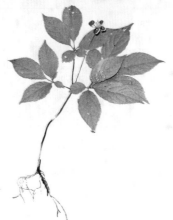

中药种植简史和中药盆栽的种植技术。第二部分按植物功效分为补虚药、清热及解表药、化痰止咳平喘药、止血及活血药、祛湿药、温里及行气药以及其他药，每种中药植物介绍内容包括概况、别名、药用部位、种植技术、性味功效、食疗药膳和注意事项等。第三部分简介药用植物常见病虫害防治。

真诚希望通过本书的出版，能激发读者对中药植物种植的兴趣，加深对中药知识的了解，推动中医药文化的传播与应用。

本书虽经多次审订，但内容驳杂之下，难免存在一定的疏漏与瑕疵，在此请同道与读者批评斧正。

本书的编写，得益于各位专家、学者的多次论证、交流，尤其感谢上海中医药大学中药学院赵志礼教授的大力支持与悉心指导，再次表示衷心的感谢！

编　者

2016年9月

# 目 录

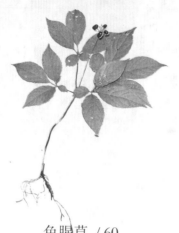

## 化痰止咳平喘药

## 止血及活血药

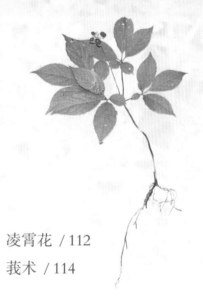

## 祛 湿 药

## 温里及行气药

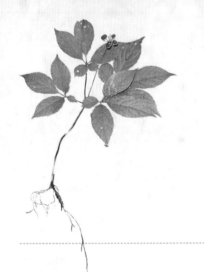

## 其 他

## 附录 药用植物常见病虫害防治

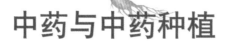

# 中药与中药种植

　　中药主要由植物药（根、茎、花、皮、叶、果等）、动物药和矿物药组成。因植物药占中药的大多数，所以中药也称中草药。

　　盆栽泛指植物容器栽培，亦称盆景。草本、木本等植物通过造型添饰或辅助固定后均可入盆栽培，以其观赏类别可分为观花、观叶、观果、观枝、观根等。中药盆栽即将中药植物引种于容器内，以供观赏、药用。

　　我国种植中草药历史悠久，积累了极其丰富的经验，早在2 600年前，《诗经》即载有枣、桃、梅的栽培，既供果用，又可入药。公元6世纪，贾思勰著的《齐民要术》中，曾记述了地黄、红花、吴茱萸、姜、栀子、桑、胡麻、莲等多种药用植物栽培法。唐代《千金翼方》中记载了百合、大蒜等药用植物的种植法。宋代韩彦直在《橘录》一书中记述了橘类、枇杷、通脱木、黄精等数十种中草药种植法。据统计，我国古代劳动人民引种栽培的药用植物有200余种。

　　中药盆栽的种植技术包括以下几点。

## 一、选盆

　　1. 泥盆　又称瓦盆，是植物最普遍使用的盆，价格便宜，透气性能及渗水性能好，外表欠美观。

　　2. 缸瓦盆　外观比泥盆光洁，有的涂有一层光釉，质地结实坚硬，经久耐用，但透气性能及渗水性能较差。

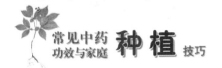

3. 紫砂陶盆　产于宜兴,又称宜兴盆,外形美观雅致,适合客厅、居室陈设,缺点是透气、渗水性能较差。

4. 瓷盆　透气性、渗水性极差,但制作精细,涂有各种彩色釉或绘有精美的图案,美观漂亮,常被用作套盆。

5. 塑料盆　质地轻巧,经久耐用,外表颇美观,价格较低,但透气、渗水功能都比较差,不适合植物的生长发育。

## 二、选土

1. 田园土　挖取菜园地或种过豆类农作物的表层沙土,具有较高的肥力和良好的团粒结构,是配制盆栽培养土的主要原料之一。但不能单独使用它来栽培,否则表土变干后容易板结,浇水以后通气和透水性能差。北方田园土偏碱性,南方偏酸性,因此必须和其他土料混合使用。

2. 河沙和面沙　河沙是河床内的冲积土,颗粒较粗;面沙是沙荒地上的风积土,颗粒较细。两者都不含有机物和其他杂质,较干净,呈中性,故可直接栽培或扦插。将它们混入培养土内有利于通气和透水,单独使用时因缺少肥力,虽能保证花木成活,但生长不良。

3. 泥炭土　又名草炭土,是古代植物炭化而成的。根据形成年代不同,分为褐泥炭和黑泥炭。褐泥炭形成的年代较短,有时能见到植物的残体,呈褐色,质地松软,重量轻,呈微酸性;黑泥炭形成的年代较久,一般处于开采地的下层,黑色或黑褐色,呈泥块状,含矿物质较多,呈中性。一般盆栽培养宜选用褐泥炭,可将其研成粉状直接栽培杜鹃、山茶、白兰、栀子等酸性土花卉。黑泥炭中还含有一种植物生长激素,即胡敏酸,可在扦插花木时对刺激切口产生愈伤组织和发根有利,因此常与河沙或面沙混合做扦插基质使用。

4. 煤烟灰　即供暖锅炉的大烟囱下积存的大量沙粒状煤烟灰。在调制培养土时可代替河沙或面沙,不仅能减轻盆土的重量,且使盆土保持疏松状态。同时,煤烟灰中含有铁、硫、钙、镁等多种微量元素,可供盆栽植物吸收利用。

5. 松针土　位于山区的松林下面,枯枝落叶经过多年的分解和腐熟形成的。松针土是灰褐色的,有肥力,通气和透水性良好,呈强酸性,可中和北方土壤的碱性,是调制酸性培养土的良好土料。

6. 草皮土　即从西北地区和内蒙古的天然牧场和草原上挖取的5~8 cm厚的一层草皮。将草根朝上一层一层堆积起来,经过2年的发酵腐熟,捣碎过筛即可使用。草皮土的肥力充足,并含大量矿物营养元素,呈碱性,是盆栽月季、菊花、大丽花和落叶球根类花卉的良料。

7. 沼泽土　池塘边缘或干涸沼泽地上的表层土壤,可直接栽培常绿、半常绿花木。为了提高其通气和透水性能,可掺入面沙或煤烟灰,沼泽土呈中性,含有丰富腐殖质和矿物质,肥力较强。

8. 腐叶土　秋后收集柳树或其他阔叶树的落叶,与田园土分层聚集,树叶的体积占田园土体积的一半及以上,用水浇透。经过一冬的沤制,来年夏初把土堆打开,腐叶遇到新鲜的空气会很快解体而呈粉末状,经过2~3遍的翻倒,使腐叶和田园土混合均匀,再筛去枯枝即可。腐叶土中含大量有机质,疏松而肥沃,通气和透水性能良好,呈弱碱性。除柳叶外,其他阔叶树的落叶沤制的时间需要加长。

9. 山泥　华南和西南地区的山泥多呈红褐色,叫红山泥,呈强酸性,适合栽培山茶、杜鹃、兰花、白兰等。华中和华东地区的山泥多呈灰褐色,叫黑山泥,呈弱酸性,适合栽培桂花、栀子、茉莉、含笑等。挖取时以山基土为好,比较肥沃,但要筛去石块。

10. 塘泥、河泥　江南地区可捞取塘泥或河泥栽培植物,可将其充分晒干后,打成1 cm左右,直接用于盆栽。塘泥较肥沃,泥块遇水后不容易解体,质量较高。河泥含沙较多,泥块遇水后容易解体、僵化和板结,肥力也差。

## 三、盆栽种植

种植时间视品种而定,一年四季均有。园地起苗上盆一般选秋季,选取健壮秧苗,将苗木根系剪留10 cm左右,让根系舒展栽入盆土中,深

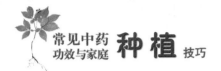

度以不露根、不埋心为原则。土要按实,固定苗位,使土面与盆口保持3～4 cm距离。栽后浇透水,放置阴凉处3～5天,然后搬到光线充足处。

## 四、肥水管理

1. 施肥　盆栽花卉植物常选基肥,以有机肥为主,包括畜粪、饼肥和骨粉等与土壤混合堆积而成,并配合适量复合肥。生长期间可根据不同生长阶段进行追肥,以淡肥勤施为原则。常用做追肥的有:饼肥、腐熟的牛粪、榨油后的残渣、蹄片和羊角、矾肥水等。追肥要有针对性,如观叶类花卉在苗期应以含氮量较多的油渣饼肥为主,花芽分化和孕蕾期应以磷、钾肥为主,如腐熟的鸡粪等。

2. 浇水　水是一切生物生命活动不可缺少的物资,花木在进行光合作用、呼吸作用、蒸腾作用等过程中,都需要有充足的水分。花卉生长健壮与否,花开繁荣与否,很大程度上取决于浇水是否合理。土壤过于干燥,花卉就会萎蔫、枯死;土壤过于潮湿,则会发生烂根。只要掌握"优质、适时、适量"和"不干不浇,浇则浇透"的原则,便可使盆花生长繁荣,从而达到美化家居环境、陶冶情操的目的。

## 五、温度影响

室内盆花一般适宜温度为16～25℃,昼夜温差不能太大,室温升降超过10℃都是不利的。盆花休眠期间,温度宜低,为12～18℃。根据盆花对温度的要求,可分3类:喜温性,温度维持5℃以上;中温性,温度维持0℃以上;耐寒性,即可室外越冬,耐0℃以下的低温。

## 六、盆栽管理

1月　全年中气温最低的月份,盆栽处于休眠状态。全面展开对盆栽的整形修剪作业,对枯枝、伤残枝、病虫枝进行修剪进行疏枝。冬季亦是消灭园林害虫的有利季节,可对盆栽疏松的土中挖集刺蛾的虫蛹、虫茧,集中烧死,改善土壤的结构。另外也要做好防冻防寒工作,防止盆栽植物受冻。

2月 气温较上月有所回升,盆栽植物仍处于休眠状态。可对盆栽植物杂草进行人工拔除,对休眠期的盆栽植物以整形为主稍加修剪,对盆栽植物进行施肥,肥料以豆饼为主,继续以防刺蛾和蚧壳虫为主。

3月 气温上升,盆栽植物开始萌芽或开花。春季是盆栽种植的有利时机,种植前做到随挖、随种、随浇水,以提高盆栽植物存活率。另外,可施用基肥并适当浇水。3月是防治病虫害的关键时刻,一些盆栽植物出现了煤污病、卷叶螟等害虫,采用喷洒杀螟松等农药进行防治,防治刺蛾可以继续采用挖蛹方法。

4月 气温上升,盆栽植物萌芽开花,进入生长旺盛期。可种植萌芽晚的盆栽植物,充分浇水;对冷季型盆栽植物追肥,可撒施和根外追肥。同时,做好盆栽植物修剪、剥芽工作,随时去除多余的嫩芽和生长部位不得当的枝条,对绿篱类、球类植物进行修剪,促其分枝,保持全株枝叶丰满。

5月 气温急骤上升,盆栽植物生长迅速。盆栽植物处于生长旺盛期,需水量较大,应适时浇水。要加强盆栽植物的养护管理,及时清除枯萎的花蒂、黄叶、杂草、垃圾,补种换苗,进行花后修剪、施肥。5月气温较高,虫害较多,及时治虫治病。

6月 气温较高。盆栽植物需水量大,要及时浇水。适当施肥,对观花、观果的盆栽植物增施磷、钾肥。对木本盆栽可进行疏剪,增强通风透光,对绿篱、球类及部分花灌木实施修剪。6月是病虫害的高发期,需及时防治,防止蔓延,可使用高效低毒农药。时至梅雨季节,做好排水防涝工作,对松动、倾斜的盆栽植物进行扶正、加固及重新绑扎。

7月 气温最高并伴有大风大雨情况。夏季阳光猛烈、气温高、水分蒸发快,植物消耗的水分较多,需按照"干透浇透,稍干稍浇,湿润不浇"原则对盆栽植物进行及时浇灌(避开日照高温时段),高温久旱天气,应增加浇水的次数和浇水的分量,要一次浇透。在暴雨、台风潮汛季节,做好排涝、抗台防治工作。继续对天牛及刺蛾进行防治,可采用50%杀螟

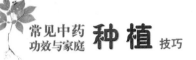

松 1∶50 倍液注射（或果树宝，或园科三号），然后封住洞口，可达到很好的杀虫效果。

8 月　高温并伴雨季。大雨过后，需对盆栽植物及时排涝。夏季杂草生长旺盛，要及时除草，并可结合除草，对其造型修剪，然后施肥。夏天这种潮湿天气要注意白粉病及腐烂病，要及时采取措施。

9 月　气温开始降低。对盆栽植物及时清理做到苗木青枝绿叶干净整洁；对一些生长较弱，枝条不够充实的盆栽植物，应追施一些磷、钾肥；防治病虫害方面以穿孔病为发病高峰，可采用 500% 多菌灵 1 000 倍液防止侵染。

10 月　气温下降，盆栽植物开始进入休眠期。做好秋季盆栽植物种植的准备，下旬耐寒盆栽植物开始落叶，就可以种植。入秋后光照减弱，水分蒸发少，可减少浇水次数，对常绿盆栽植物的整枝修剪，使之生长发育趋向合理。10 月是许多害虫成虫成卵时期，重点消灭成虫及成卵，继续捕捉根部天牛。

11 月　土壤开始夜冻日化，进入隆冬季节。清除杂草，对盆栽植物进行修剪、整枝（为第二年树木长势方向定位）。对盆栽植物进行翻盆，暴露准备越冬的害虫；翻除凋零的草花，平整泥土，施肥以及布置新的盆花。对干、板结的土壤浇水，要在封冻前完成；同时对部分盆栽植物石灰涂白，以及进行每年 1 次的预防喷药。

12 月　低气温，进入冬季养护。全面清理、清除杂草、残枝落叶并对盆栽植物全面整枝、修剪、施冬肥。

## 七、采收、留种

1. 全草类药材　多数在植物充分生长、枝叶茂盛的花前期或刚开花时采收。有的割取植物地上部分，如薄荷、荆芥、益母草、紫苏等；以带根全草入药的，则连根拔起全株，如车前草、蒲公英、紫花地丁等；茎叶同时入药的藤本植物，其采收原则与此相同，应在生长旺盛时割取，如夜交藤、忍冬藤。

2. 叶类药材　叶类药材采集通常在花蕾将放或正在盛开的时候进行。此时正当植物生长茂盛的阶段，性味完壮，药力雄厚，最适于采收，如大青叶、荷叶、艾叶、枇杷叶等。荷叶在荷花含苞欲放或盛开时采收者，色泽翠绿，质量最好。有些特定的品种，如霜桑叶，须在深秋或初冬经霜后采集。

3. 花类药材　花的采收，一般在花正开放时进行，因花朵次第开放，所以要分次采摘，采摘时间很重要。若采收过迟，则易致花瓣脱落或变色，气味散失，影响质量，如菊花；有些花要求在含苞欲放时采摘花蕾，如金银花、辛夷；有的在刚开放时采摘最好，如月季花；而红花则宜于花冠由黄色变橙红色时采。

4. 果实和种子类药材　多数果实类药材，当于果实成熟后或将成熟时采收，如瓜蒌、枸杞。少数品种有特殊要求，应当采用未成熟的幼嫩果实，如乌梅、青皮、枳实等。以种子入药的，如果同一果序的果实成熟期相近，可以割取整个果序，悬挂在干燥通风处，以待果实全部成熟，然后进行脱粒。若同一果序的果实次第成熟，则应分次摘取成熟果实。有些干果成熟后很快脱落，或果壳裂开，种子散失，如茴香、白豆蔻、牵牛子等，最好在开始成熟时适时采收。容易变质的浆果，如枸杞、女贞子，在略熟时于清晨或傍晚采收为好。

5. 根和根茎类药材　"津润始萌，未充枝叶，势力淳浓"，"至秋枝叶干枯，津润归流于下"。早春二月，新芽未萌；深秋时节，多数植物的地上部分停止生长，其营养物质多贮存于地下部分，有效成分含量高，此时采收质量好，产量高。如天麻、苍术、葛根、桔梗、大黄、玉竹等。天麻在冬季至翌年清明前茎苗未出时采收者名"冬麻"，体坚色亮，质量较佳；春季茎苗出土再采者名"春麻"，体轻色暗，质量较差。此外，也有少数例外的，如半夏、延胡索等则以夏季采收为宜。

6. 树皮和根皮类药材　通常在清明至夏至间（即春、夏时节）剥取树皮。此时植物生长旺盛，不仅质量较佳，而且树木枝干内浆汁丰富，形成层细胞分裂迅速，树皮易于剥离，如黄柏、厚朴、杜仲。但肉桂多在

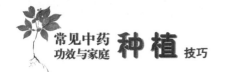

10月采收,因此时油多容易剥离。木本植物生长周期长,应尽量避免伐树取皮或环剥树皮等简单方法,以保护药源。至于根皮,则与根和根茎相似,应于秋后苗枯,或早春萌发前采集,如牡丹皮、地骨皮、苦楝根皮。

## 八、病虫防治

选择无病虫害的盆栽植物,是防治病虫害的重要一环,严禁种植带有病虫害的盆栽,以免影响原有盆栽植物生长。盆栽植物,深翻可以将潜伏在花盆土壤中的幼虫、蛹、卵等翻到地面,增加死亡率。人工捕杀,即利用害虫的某一种趋性(如趋光性),假死性或其他特性,进行人工诱杀和捕杀,消灭病虫。对于已染病的盆栽植株,由于条件的限制,有中毒的危险及污染环境的问题,应掌握时机,对症下药,适量喷施,防止药害和植株过敏。详见附录。

## 九、食疗药膳

书中所列各品种,以观赏为目的;非药食两用者,应咨询相关医生方可取用。

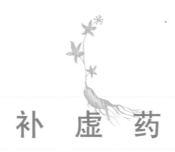

# 补 虚 药

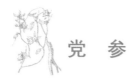

## 党 参

党参花期8～9月,果期9～10月。花朵呈风铃状,花型独特,色彩可人,花姿美丽,观赏价值极高。是集观赏、药用、食用于一身的植物。

喜生长于气候温和、夏季较凉爽的地方。党参对光的要求较严格,要求土层深厚、富含腐殖质的砂质壤土种植。

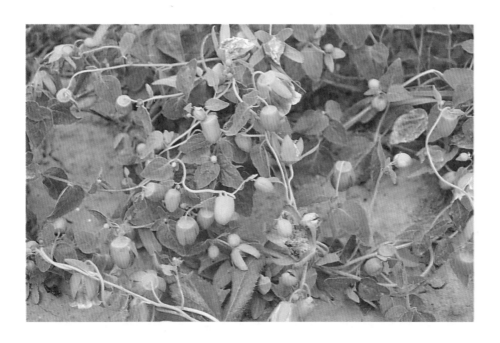

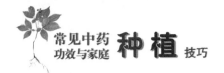
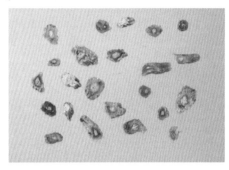

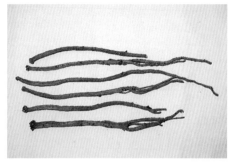

【别名】 文元党参、台党参、西潞党参、潞党参。

【药用部位】 桔梗科植物党参、素花党参或川党参的干燥根。

【种植技术】 党参用种子繁殖,当年种子发芽率80%左右,贮放超过1年的种子,发芽率则显著降低,故宜用当年或上一年采收的种子。可采用种子直播和育苗移栽两种方式,但以前者好。

1. 栽植 直播法在"霜降"至"立冬"之间播种,种子不需处理,播后保持土壤湿润即可。育苗移栽选用的花盆深度要深,将党参苗倾斜放入花盆,使根头抬起,根梢伸直,覆土5~7 cm,使参头不露出地面为宜,栽后及时轻压,使茎叶露于土外,然后浇水。

2. 肥水管理 合理追肥是党参增产的关键,要施用充分腐熟的有机肥。把肥料均匀撒在花盆里面,可以轻微松动花盆表面土壤使其与肥料完全混合,党参追肥一般以钾肥为主。干旱时及时浇水,最好在早上8时前、下午3时后进行浇水。在下雨天,应注意排涝以防止烂根。

3. 修剪 为了减少养分过分消耗,抑制地上部分过分生长,需使地上和地下生长平衡。在第二年生长中期,若地上部分生长过旺,藤蔓层过厚导致光照不足时,需适当修剪枝条,割去枝蔓茎尖15~20 cm,即可达到抑制地上部分生长、改善光照条件、减少藤蔓底层的呼吸消耗养分的目的。

【性味功效】

性味:甘,平。

功效:健脾益肺,养血生津。用于脾肺气虚,食少倦怠,咳嗽虚喘,气血不足,面色萎黄,心悸气短,津伤口渴,内热消渴。

【食疗药膳】

1. 参枣米饭

食材:党参10 g,大枣10个,糯米150 g。

制法:先将参、枣洗净,煎水取汁,另将糯米隔水蒸熟后反扣于碗中,上浇参、枣及其汁液,放入适量白糖。每日可食2次。

功效:用于脾虚气弱。

2. 党参田鸡汁

食材:党参3 g,田鸡2只。

制法:田鸡宰洗干净,去皮,斩件,装入小炖盅。投入党参,加入沸水约1碗,炖1小时左右。食用前除去药渣,调入味精和盐。

功效:治疗慢性肾炎、身体瘦弱、食欲不佳、血虚面黄、中气不足、体倦乏力等病症。孕妇忌服,空腹忌食用。

【注意事项】 ① 不宜与藜芦同用。② 有实邪者忌服;正虚邪实证,不宜单独应用。

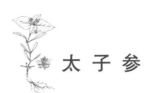

# 太 子 参

太子参又称孩儿参,作为清补之品,内含果糖、淀粉、皂苷、多种氨基酸及维生素等,具有强壮、提高机体免疫功能的作用。

喜温和阴湿气候,具有较强的抗寒力,忌高温、洪涝,烈日下易枯死。喜疏松肥沃、排水良好的砂质土壤,尤以中性或微酸性土壤为佳。生长适宜温度为20℃左右,具有在低温下发芽、发根和越冬的特性。

【别名】 孩儿参。

【药用部位】 石竹科植物孩儿参的干燥块根。

【种植技术】 可用块根或种子繁殖,无论是用块根,还是用种子繁殖,栽种时间均以10月上旬至10月下旬为宜。

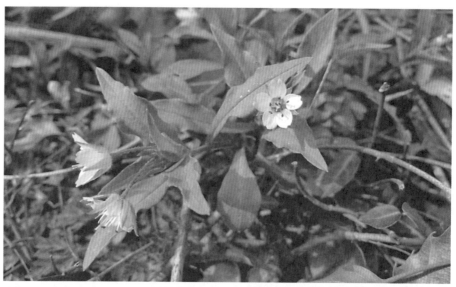

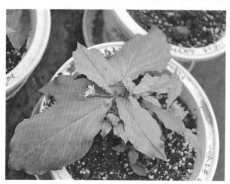

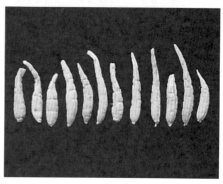

1. 栽植　采用块根繁殖时, 宜选用芽头完整、参体肥大、无伤、无病虫害的块根, 将其横排或斜排于花盆中。斜排时顶芽向上, 注意将芽头位置保持在同一水平上, 习称"上齐下不齐"、埋土7~8 cm厚, 稍镇压。种子繁殖:将种子均匀撒播于盆内, 取土覆盖, 厚度约1 cm。播种后覆盖8~10 cm厚的干草, 以保温、保湿, 防止土壤板结, 直至翌年3月上旬去掉干草。

2. 肥水管理　太子参的追肥应根据其长势而定。若植株生长较旺盛, 可不作根部追肥或少施追肥;若株苗生长瘦弱可追施少量有机肥, 施肥时间一般在开花前后, 可进行根部追肥或根外施肥。太子参怕涝、怕旱,植后若土壤干燥,可浇水1～2次,以保持土壤湿润,促使根部尽快生长发育。

3. 修剪　太子参的幼苗细弱,生长缓慢,注意及时除草,最好做到见草就拔,以此促进参苗生长。

【性味功效】

性味:甘、微苦,平。

功效:益气健脾,生津润肺。用于脾虚体倦,食欲不振,病后虚弱,气阴不足,自汗口渴,肺燥干咳。

【食疗药膳】

1. 银耳太子参

食材:银耳15 g,太子参25 g,冰糖适量。

制法:将银耳泡开,洗净,太子参布包,加冰糖、水适量,炖至银耳熟,取出药包即可饮用,每日1剂。

功效:益气养阴、宁心安神,适用于心慌、气短。

2. 太子参石斛粥

食材:太子参10 g,石斛15 g,大米100 g。

制法:将太子参、石斛水煎取汁,将汁同大米煮为稀粥服食,每日2次。

功效:益气养阴,适用于气阴两虚之咳嗽、气短、肺燥咳嗽及病后体虚等。

【注意事项】　①表实邪盛者不宜用。②反“藜芦”。

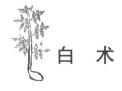

# 白　术

白术春天生苗,青色,没有枝丫,茎呈杆状,青红色,高60～90 cm。夏天开紫绿色花,也有黄白色的,是一种常用的中草药。

喜凉爽湿润气候,忌高温高湿,气温超过30℃时生长即受到抑制。

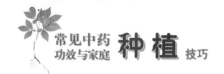

白术根茎的最适生长温度为26～28℃，白术对土壤要求不严格，以疏松肥沃的砂质壤土为好。

【别名】 台术、於术、生晒术、冬术、冬白术、晒白术、烘术。

【药用部位】 菊科植物白术的干燥根茎。

【种植技术】 多用种子繁殖和育苗移栽。

1. 栽植　育苗需选用种子饱满、色泽新鲜、子叶完整、无病虫害的作种，宜于3月下旬至4月上旬进行，过早易受晚霜的危害，过迟则幼苗生长不良，白术移栽可在12月下旬至次年1月上旬进行，选取大小合适的花盆，先在花盆底铺3 cm左右厚河沙，把白术苗放入花盆，使芽头向上，须根舒展，再盖土，顶芽出土表3.5 cm左右。

2. 肥水管理　喷洒基肥，或者磷、钾肥。苗高15 cm可以追施复合肥。结果期前后是白术吸肥力最强、生长发育最快、地下根状茎膨大最迅速的时期，此时要注意追肥。白术忌高温高湿，如果浇水次数过多，不利植株生长，易受病害，所以要注意避雨。8月下旬根状茎膨大明显，需要一定水分，此时可以适当浇水，保持湿润。

3. 修剪　如果为了收获药用根茎，一般每株留4～5个花蕾，在7月中旬至8月上旬的20～25日内分2～3次将花蕾摘完。摘花宜在小花散

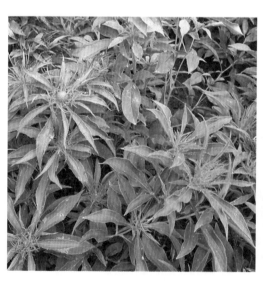
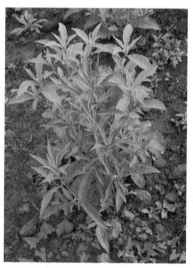

开、花苞外面包被的鳞片略呈黄色时进行，不宜过早或过迟，过早白术植株幼嫩导致生长不良，过迟则过多消耗养分。摘蕾宜选晴天，尤以早晨露水干后进行为宜，防止露水浸入伤口，引起病害或腐烂。

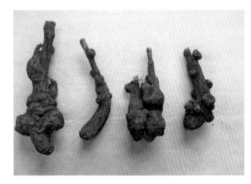

**【性味功效】**

性味：苦、甘，温。

功效：健脾益气，燥湿利水，止汗，安胎。用于脾虚食少，腹胀泄泻，痰饮眩悸，水肿，自汗，胎动不安。土白术健脾，和胃，安胎。用于脾虚食少，泄泻便溏，胎动不安。

**【食疗药膳】**

1. 白术猪肚粥

食材：炒白术30 g，猪肚200 g，槟榔10 g，粳米100 g。

制法：猪肚清洗干净切小块，和姜片、槟榔、白术一起放入锅里，倒入适量清水，开火煎煮，煮到猪肚烂熟后，将猪肚捞出，去渣取汁；粳米洗净，倒入白术汤里，放入猪肚熬粥，粥熟后淋上香油、酱油，搅拌均匀。分早晚2次食用。

功效：和中助阳，祛寒除湿，健脾益气。

2. 白术猪骨粥

食材：白术适量，猪骨120 g，枸杞10 g，粳米150 g。

制法：猪腿骨洗净，入沸水中氽烫，捞出，再下入沸水锅中煮至汤呈白色；粳米淘净，泡好；将猪腿骨连汁倒入锅中，下入粳米煮开，再下入白术、枸杞子；慢熬成粥，调入盐，撒上香菜和葱花即可。

功效：健脾益气，利水消肿，祛湿养血。

**【注意事项】**　①阴虚燥渴、气滞胀闷者忌服。②忌桃、李、菘菜、雀肉、青鱼。

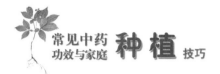
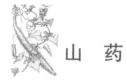

# 山 药

山药生长速度快,开始爬秧时要及时搭架,碧绿的叶子很有欣赏价值。绿色的藤蔓可使室内充满生机,同时赋予被藤叶缠绕的栅栏以生命的色彩。冬季用山药煲粥,可治素有胃疾者。

喜温暖向阳,怕霜冻。山药为深根性植物,应选择土层深厚、疏松肥沃的砂质壤土种植,且土壤酸碱度以中性为好。

【别名】 薯蓣、怀山药、淮山药。

【药用部位】 薯蓣科植物薯蓣的干燥根茎。冬季茎叶枯萎后采挖,切去根头,洗净,除去外皮和须根,干燥,称"毛山药片";或除去外皮,趁鲜切厚片,干燥,称为"山药片";也可将肥大顺直的干燥山药,置清水中,浸至无干心,闷透,切齐两端,用木板搓成圆柱状,晒干,打光,称"光山药"。

【种植技术】 繁殖一般采用芦头繁殖法和零余子(叶腋间生出的

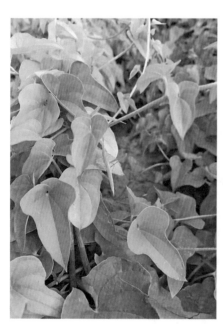

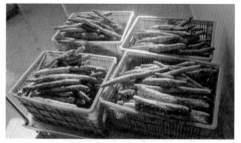

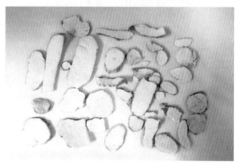

株芽）繁殖。

1. 栽植 家庭种植时多采用芦头繁殖,育苗时,先在盆中填放 2/3 或 4/5 配好的营养土,按实,再挑选带健壮芽条的山药,截为 10 cm 左右的段,放入盆中,用土盖平芽条,浇透水。

2. 肥水管理 山药需肥量大,在施足基肥的基础上,可在开花期进行 1 次追肥,保证块茎养分充足。山药喜晴朗天气、较低的空气湿度和较高的土壤温度,生长期注意适时浇水、排水。

3. 修剪 同一盆中栽培 2～3 株时,初期不打尖,只分别将茎条引导上立柱,待茎条相互爬满横杆时打尖,使茎叶慢慢布满架体。管理时,可随时将分出的茎条一部分缠绕在横杆上,另一部分任其下垂,似吊兰一样,任其自由生长。

【性味功效】

性味:甘,平。

功效:补脾养胃,生津益肺,补肾涩精。用于脾虚食少,久泻不止,肺虚喘咳,肾虚遗精,带下,尿频,虚热消渴。麸炒山药补脾健胃。用于脾虚食少,泄泻便溏,白带过多。

【食疗药膳】

1. 白鸽山药汤

食材:白鸽 1 只,山药、玉竹各 50 g。

制法:白鸽去毛及内脏,与两味中药共炖,熟后调味,食肉饮汤。

功效:滋阴补肾,清热祛湿。治消渴、多饮、气短、乏力之症。

2. 山药黄瓜粥

食材:怀山药 60 g,黄瓜 150 g,糯米 50 g。

制法:先将怀山药加工成细粉;黄瓜洗净,榨汁;糯米加水煮粥,粥将成时,加入山药粉、黄瓜汁,搅拌煮沸后即可食用。

功效:滋润皮肤,适宜于美容健身。

【注意事项】 ①湿盛中满或有实邪、积滞者禁服。②感冒、大便燥结者及肠胃积滞者忌用。

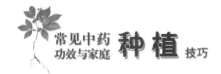

# 扁 豆

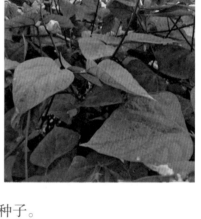

豆科植物扁豆种子,药材名为白扁豆。扁豆为一年生缠绕草本植物,花期7～9月,果期10～11月。种子扁椭圆形或扁卵圆形,平滑,一侧边缘有隆起的白色半月形种阜。味淡,嚼之有豆腥味。

喜温暖湿润气候,怕寒霜,最适宜的发芽温度为25～30℃,低于15℃时发芽缓慢。对土壤要求不严,但以肥沃、排水良好的砂质壤土为好。

**【别名】** 鹊豆、扁豆子、茶豆。

**【药用部位】** 豆科植物扁豆的成熟种子。

**【种植技术】** 用种子繁殖。苗期需潮湿,应注意浇水。花期要求干旱,空气和土壤湿度大容易落花。

1. 栽植 以砂壤土、富含腐殖土的耕地和园土为佳,除净石块等杂物。春播,由于种子顶土能力弱,故播种前应先浇水,待可种时立即下种,穴播,每穴放种子2～3粒,覆土0.6～1 cm,稍按压,在温、湿度正常的情况下,播种后15日左右陆续出苗。出苗后应立即间苗,每穴留2株。

2. 肥水管理 施足底肥,及时施追肥。同时要注意防积水,以防止和减少落花及病害的发生概率。

3. 合理密植,搭好棚架 当株高30 cm以上时培土、搭架。支架要牢固,要有一定的高度,注意透光性。当株高达1 m时打尖,以促进分枝。

**【性味功效】**

性味:甘,微温。

功效：健脾化湿，和中消暑。用于脾胃虚弱，食欲不振，大便溏泻，白带过多，暑湿吐泻，胸闷腹胀。炒白扁豆健脾化湿。用于脾虚泄泻，白带过多。

**【食疗药膳】**

1. 白扁豆芡实粥

食材：白扁豆20 g，芡实20 g，粳米50 g。

制法：先将芡实煮熟，去壳，取仁捣碎，将白扁豆用温水浸泡12小时，淘净备用，再取粳米与处理后的芡实、白扁豆一起放入砂锅中，加清水适量，熬煮至米烂汤稠即得。

功效：益气补中，化湿运脾，有调理脾胃、扶正祛邪之效。用于日常保健尤宜。

2. 白扁豆瘦肉汤

食材：白扁豆30 g，猪肉（瘦）320 g，山药（干）12 g。

制法：将白扁豆和猪瘦肉原块用水洗净放入煲内，再放山药，加水3碗，煲2小时，至白扁豆烂即可食用。

功效：清暑健胃，祛湿热疮毒，麻痘毒。对霍乱、呕吐、痢疾或急性肠炎、腹痛、痧症均有疗效。

**【注意事项】** ① 白扁豆不能生吃或未熟透食用，且一次不宜吃过多。②腹胀、腹痛、面色发青、手脚冰凉者不宜吃白扁豆。

 # 绞 股 蓝

绞股蓝属草质攀缘植物。茎细弱，具分枝，具纵棱及槽，无毛或疏被短柔毛。日本称之甘蔓茶。绞股蓝喜阴湿温和的气候，多野生在林下、小溪边等荫蔽处。主要分布在陕西、甘肃、湖南、湖北、云南、广西等地，号称"南方人参"。生长在南方的绞股蓝药用含量比较高，民间称其为神奇的"不老长寿药草"。

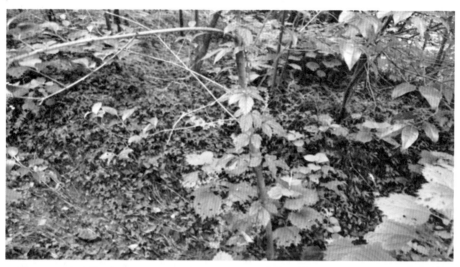

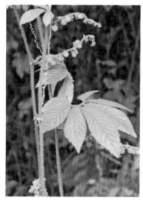
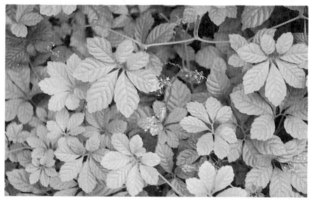

喜温暖气候,喜阴湿环境,忌烈日直射,耐旱性差。对土壤条件要求不严格,以疏松、肥沃的砂壤土为好。

【别名】 七叶胆、小苦药、公罗锅底、落地生、遍地生根。

【药用部位】 葫芦科蔓生植物绞股蓝、长梗绞股蓝的干燥全草。

【种植技术】 分种子繁殖和枝条繁殖两种繁殖方法。绞股蓝喜阴怕阳光;种植的主要工作是搭设荫棚或攀缘支架。

1. 栽植 种子繁殖:9月和10月采集成熟果实,干后去果皮,放在阴凉干燥通风处保存。次年3月底到4月初播种,播种前将种子浸泡8小时左右,使其吸足水分,促进发芽。浸泡后的种子用草木灰适量拌匀,采用条播方式,撒在育苗盆中,再盖一层草,保持土壤湿润,苗长出后揭去盖草,拔除杂草,并搭架遮阴50%左右。待幼苗长出3～5片真叶,苗高5～10 cm时,便可移植到瓦盆中。枝条繁殖:绞股蓝亦可采用枝条扦插或根状茎繁殖。扦插时除去病蔓,选择健壮的枝蔓,剪截有3节的插穗,上节留叶,中下节插入土中,45日后即可移栽。根状茎繁殖是将根状截成3～5 cm长段,插入土中盖土压实。栽后及时浇水保湿。

2. 肥水管理　前期做好保温排渍、除草和防治病虫害等工作。苗期注意勤除杂草,并将拔下的杂草覆盖在幼苗周围,以保湿保肥。

**【性味功效】**

性味:苦,微甘、寒。

功效:清热解毒,止咳祛痰,益气养阴。用于胸膈痞闷,痰阻血瘀,心悸气短,眩晕头痛,健忘耳鸣,自汗乏力。

**【药膳食疗】**

绞股蓝茶

食材:绞股蓝3～5 g。

制法:开水冲泡,以500 ml水为宜,加盖焖泡3分钟左右。保健量:每日3～6 g,治疗量:每日9 g以上。

功效:具有促进人体脂肪代谢并使之平衡、降血脂、逆转脂肪肝等效果,同时对减肥、通便、排毒、促睡眠有一定效果。

**【注意事项】**　少数患者服药后,出现恶心呕吐、腹胀腹泻(或便秘)、头晕、眼花、耳鸣等症状,如出现以上症状,可以停用,静养。

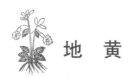

# 地　黄

地黄初夏开花,花大、数朵,呈淡红紫色,具有较好的观赏性,可作为盆栽植物以供观赏,且地黄适于盆栽,温室栽培可在早春开花。由于具有高大、花序花形优美的特点,故可作自然式花卉布置。

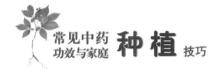

在温暖、阳光充足的气候条件下生产良好,生长适宜温度为25～28℃。喜中性或微碱性疏松肥沃的砂质壤土。

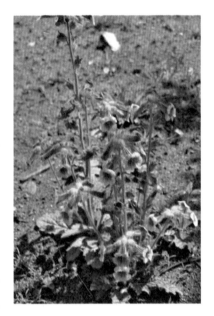

【别名】 生地、熟地、怀地黄、地髓。

【药用部位】 玄参科植物地黄的新鲜或干燥块根。秋季采挖,除去芦头、须根及泥沙,鲜用;或将地黄缓缓烘焙至约八成干。前者习称"鲜地黄",后者习称"生地黄"。

【种植技术】 地黄因其根状茎上芽眼多,且容易生根、发芽,故多采用根状茎来进行繁殖;也可用种子繁殖,但多用于育种工作。栽种地黄时,当地温在15～20℃时,地黄发芽快且出苗齐,因此,一般在4月底前后最适合栽种。

1. 栽植 选择大小合适的花盆,先在花盆底铺上疏松土壤,一般以2～3 cm为宜,然后以苗茎栽入花盆3～4 cm,外露1～2 cm茎尖为标准覆土,栽后需保持土壤湿润,一般3～5日苗即可成活。多雨季节是病害高发时期,此时应避免淋雨,防止块根腐烂。

2. 肥水管理 前期追肥应以氮肥为主,但为促进根茎生长,达到提高药效的目的,应以增施磷、钾肥为主,因为这样能够促进叶片生长,提高植物光合作用效率,将有机物尽早输送到根部。施肥时不要将肥料洒在叶片上,以免灼伤叶片,对植株造成伤害。注意每次施肥后要及时浇水,促进植物对养分的充分吸收。

3. 修剪 当地黄抽蕾时,可在除草时摘除花蕾,同时除去分枝,这样做可避免因开花结果而消耗过多的养分,从而促进根茎生长,提高药材品质。修剪时提倡一株一苗,将多余的芽尖摘掉,减少养分消耗,同时能够保留适宜的生长空间,防止植株过分拥挤,有利于植株的健康生长。8月份当底叶变黄时,及时摘除黄叶,保持盆间清洁。

**【性味功效】**

性味：鲜地黄：甘、苦，寒。生地黄：甘，寒。熟地黄：甘，微温。

功效：鲜地黄：清热生津，凉血，止血。用于热病伤阴，舌绛烦渴，温毒发斑，吐血，衄血，咽喉肿痛。生地黄：清热凉血，养阴生津。用于热入营血，温毒发斑，吐血衄血，热病伤阴，舌绛烦渴，津伤便秘，阴虚发热，骨蒸劳热，内热消渴。熟地黄：补血滋阴，益精填髓。用于血虚萎黄，心悸怔忡，月经不调，崩漏下血，肝肾阴虚，腰膝酸软，骨蒸潮热，盗汗遗精，内热消渴，眩晕，耳鸣，须发早白。

**【食疗药膳】**

1. 生地黄鸡

食材：乌鸡1只，生地黄、枸杞以及其他的辅料适量。

制法：将洗净的乌鸡切块，把乌鸡块、生地黄、枸杞用水浸泡约10分钟，同时把葱、香菜等切段；将乌鸡块放入锅中，加水大火煮沸，然后捞出鸡块，撇去浮沫，再将鸡块、生地黄、枸杞以及辅料一同放入水中，大火煮沸，再慢火炖1～2小时，出锅前加盐即可。

功效：缓解四肢无力、盗汗、腰酸背痛等症状。

2. 熟地黄猪蹄煲

食材：药包1个（内装熟地黄20 g，酸枣仁10 g），猪蹄500 g，油菜100 g。

制法：猪蹄洗净、切块，沸水中焯后捞出。砂锅内加清汤、料酒，先入药包煮沸，后入猪蹄、葱段、姜片烧开，煲至猪蹄熟烂，捞出葱、姜、药包，下入油菜、精盐烧开，加味精、胡椒粉，淋入芝麻油即成。

功效：补血滋阴，益精填髓。适用于妇女更年期综合征月经紊乱、眩晕、心悸、失眠多梦、心烦不安、宫冷干燥、潮热盗汗者。

**【注意事项】** ① 生地黄性寒、熟地黄滋腻，均会影响脾胃的消化吸收功能，脾胃虚寒（虚弱）、大便溏薄、胸闷食少、气滞痰多者不宜食用。② 熟地黄炮制煎煮不可用铜铁器。③ 服食忌萝卜、三白（盐、糖、脂肪）、诸血（各种动物血）等。④ 脾虚痰多气郁之人慎服。

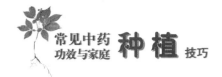

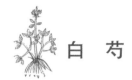

# 白 芍

芍药自古就被称为中国的爱情之花，现在仍然作为七夕节的代表花卉。与西方带刺的玫瑰相比，中国的情花芍药不仅美丽，而且可以治病，它反映出中华民族勤劳务实的品德。俗话说，淡如芍香、柔美如玉，粉红色的芍药如天边的彩霞，亦如相恋中羞涩的少女，代表着东方的浪漫与含蓄。芍药品种繁多，花色丰富，有白、粉、红、紫、黄、绿、黑和复色等，花的直径10～30 cm，花瓣可达上百枚，多者甚至有880枚。芍药花期一般为5～6月。

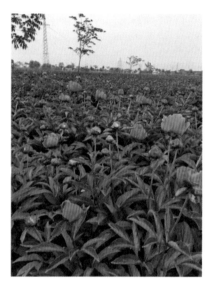

喜温暖湿润气候，耐严寒、耐旱、怕涝。适宜生长在疏松肥沃、排水良好的砂质壤土。芍药一般5月上旬出苗，5月下旬至6月上旬开花，7月下旬至8月上旬种子成熟，9月下旬地上部枯死，而地下部可安全越冬。

【别名】 芍药、杭芍。

【药用部位】 毛茛科植物芍药的干燥根。

【种植技术】 可通过种子、分根、芍头三种方式来进行繁殖。家庭种植一般采用分根繁殖。

1. 栽植 8～10月均可栽种，但以9～10月气候温和、土质滋润时最适宜。将根部的芽孢基部向下3～4 cm处切下，用刀劈开，每墩分成3～5株，注意保持每株均有1～2个芽。栽植时宜选择盆口大、高、内径宽的花盆，注意保持幼芽露出土面3 cm左右，根系伸直摆平，防止弯折,将老苗露出在外,栽好后踩紧土,可略施农家肥或者营养水促进植株生根。

2. 肥水管理　芍药生长旺盛,需肥量大,所以一年可施2次肥。入冬前可施一些长效肥,而花开前或花开后则可施一些速效肥,同时结合进行叶面追肥,提高植株对肥料的利用率。芍药系肉质根,根系发达,抗旱能力强,一般不用浇水,但若遇到较长时间的春旱或伏旱,可浇水1～2次,冬季视土壤湿度而定,也可浇一次越冬水。因常因积水而引起病害,故应更注意排水。

3. 修剪　为了提高白芍质量,促进主根生长,可以在9、10月份进行修剪。

【性味功效】

性味:苦、酸,微寒。

功效:养血调经,敛阴止汗,柔肝止痛,平抑肝阳。用于血虚萎黄,月经不调,自汗,盗汗,胁痛,腹痛,四肢挛痛,头痛眩晕。

【食疗药膳】

1. 白芍炖乳鸽

食材:白芍10 g,枸杞子10 g,乳鸽300 g,姜10 g。

制法:乳鸽斩块汆水,白芍洗净,姜切片待用。在锅中加入清水、姜片、乳鸽、白芍、枸杞子,大火烧开后改用文火继续炖40分钟,出锅前加入盐等调味即可。

功效:调节月经,缓解腹痛,美容养血,治疗营养不良、面色萎黄、面部色斑、无光泽等。

2. 白芍炖猪肘

食材:白芍25 g,猪肘500 g。

制法:将以上原料按常法入锅炖熟即可。

功效:活血凉血,消肿止痛,柔肝养血。

【注意事项】　① 孕妇不宜过多食用。② 不宜与藜芦同用。③ 虚寒腹痛泄泻者慎服。④ 小儿麻疹期间不宜食用。

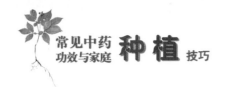

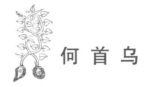

# 何 首 乌

何首乌作为一种具有观赏价值的中药植物,具有美化环境、种植方法简单、适合家庭种植等特点。其古朴的块根、清新的叶片、缠绕的藤蔓,都能给人一种清新自然的感觉,故可作为攀缘植物栽种于庭院,特别是当其攀爬于篱笆、墙垣之上,放眼望去满目青绿,更使人赏心悦目。此外,何首乌块根形态奇特,富于变化,可用于制作盆景或盆栽以供观赏,同时注意修剪枝叶,使其藤蔓长短适宜,自然飘逸,陈设于庭院、阳台、书房、客厅等处,古雅别致,趣味盎然。

喜温和湿润的气候环境,忌干燥、积水,适合生长在土层深厚、土质疏松、腐殖质丰富的砂质壤土。黏土不宜种植。

【别名】　首乌、地精。

【药用部位】　蓼科植物何首乌的干燥块根。

【种植技术】　以扦插繁殖为主,亦可用种子繁殖和块根繁殖等方法繁殖。

1. 栽植　每年5～6月,选生长旺盛、健壮的枝条的中段,将其剪成20～25 cm的插条,注意每个插条上要有2～3个节,插入花盆中,覆土至插条的2/3,镇压后浇透水,要斜插,忌倒插。

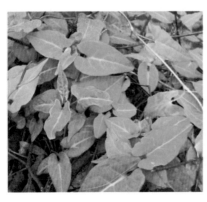 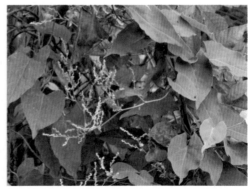

2. 肥水管理 定植后15日,可以定期喷洒有机肥,施肥浓度可逐次提高。前期主要以氮肥为主,后期追施磷、钾肥。开花后追施2%的食盐水和石灰。何首乌定植后,要经常浇水,保持土壤湿润。前10日每日早晚各浇1次,待成活后,视天气情况适当浇水,苗高1m以后一般不浇水。

3. 修剪 何首乌属藤本攀缘植物,地上部分生长旺盛。在植株长到1m左右时,可用竹竿或树枝等搭架,架高1m以上,需注意改善通风、透光条件,以利于植株和地下块根的生长发育。

【性味功效】

性味:何首乌:苦、甘、涩,微温。制何首乌:微苦、辛,温。

功效:何首乌:解毒,消痈,截疟,润肠通便。用于疮痈,瘰疬,风疹瘙痒,久疟体虚,肠燥便秘。制何首乌:祛风除湿,舒筋活络。用于关节酸痛,屈伸不利。

【食疗药膳】

1. 首乌党参红枣粥

食材:制何首乌10 g,党参15 g,红枣10枚,粳米100 g,红糖2大匙。

制法:将粳米、制何首乌粉、红枣放入锅内,加入适量清水,再放入党参片。将锅置于旺火上,烧沸后改用小火继续煮30分钟,加入红糖并拌匀,煮至粥熟即成。切忌熬得过干、过浓,以免糊口。

功效:香甜滑润,益气理血。

2. 何首乌煨鸡

食材:制何首乌30 g,母鸡1只,食盐、生姜、料酒各适量。

制法:将母鸡宰杀后,去毛及内脏并洗净,将制何首乌粉用布包好,放入鸡腹内,将整只鸡一起放入瓦锅内,加水适量,用小火煨熟;煨熟后取出何首乌袋,加食盐、生姜、料酒适量即可。

功效:补肝养血,滋肾益精。适用于血虚、肝肾阴虚所引起的头昏眼花,失眠,脱肛,子宫脱垂等。

【注意事项】 ①大便溏泄及有痰湿者不宜。②不得同时食用动物血、无鳞鱼、葱、蒜、萝卜等。

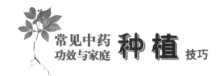
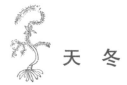

# 天　冬

天冬草又名天门冬，散生悬垂的茎上有序着生亮绿色小叶，秋冬结红果，它既有文竹的秀丽，又有吊兰的飘逸，非常具有观赏性。盆栽的天门冬适宜装饰家庭室内或厅堂，也可剪取茎叶用作插花的衬叶。

喜温暖、湿润的气候，不耐严寒，土壤以深厚、肥沃的砂壤土为好。

【别名】　天门冬、明天冬。

【药用部位】　百合科植物天冬的干燥块根。

【种植技术】　可用种子繁殖和分株繁殖。

1. 栽植　种子繁殖：果实变黄成熟时收集种子，除去果肉，选择饱满粒大的在3～4月种下即可。分株繁殖：把留种的根头切成数小块，每块具芽和块根各3个以上，切口不宜太大，并蘸上石灰或草木灰，以免感染而导致根头腐烂。切好的根块摊晾一日即可种植。每个花盆放1株或小根头1块，种植深度6～10 cm，种后覆土压实，淋足水。

2. 肥水管理　天门冬是一种耐肥植物，需施足基肥，多次追肥。在种植后40日左右，苗长至40 cm以上时进行第一次追肥，若过早施肥易导致根头切口感染病菌，影响成活。肥料可选草木灰，结合培土。施肥

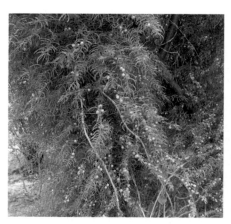

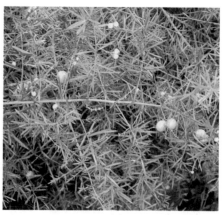

时不要让肥料接触根部,施后覆土。

3. 修剪　5～10月可能会有草冒出来,需要除草,并浅松表土,以利养分吸收,开花生长。

**【性味功效】**

性味:甘、苦,寒。

功效:养阴润燥,清肺生津。用于肺燥干咳,顿咳痰黏,腰膝酸痛,骨蒸潮热,内热消渴,热病津伤,咽干口渴,肠燥便秘。

**【食疗药膳】**

1. 天冬黑豆粥

食材:天冬、黑豆、黑芝麻各30 g,糯米60 g,冰糖适量。

制法:将天冬、黑豆先用清水浸泡好,并将黑芝麻及糯米洗干净,放入砂锅,加水适量,共煮成粥。待粥将熟时,加入适量冰糖,再煮1～2分钟即可。

功效:益肝补肾,滋阴养血。对发白齿枯、腰酸腿软、燥热烦渴、肠燥便秘等症有一定改善作用。

2. 天门冬膏

食材:鲜天门冬500 g。

制法:天冬洗净,去心皮,细捣,绞取汁澄清,以纱布滤去粗渣。将汁入砂锅文火熬至成膏。每服1～2匙,空腹以温黄酒调服。

功效:滋阴润燥,清金降火。适用于肺燥、肺痿咳嗽,皮肤干燥皲裂。

**【注意事项】**　①虚寒泄泻及风寒咳嗽者禁用。②忌食鲤鱼。

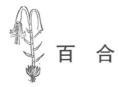 **百　合**

百合是多年生草本植物。具有大而鲜艳的花形,有香味,可作为观赏性植物。具有绿、黄及橘红的颜色,蒴果长椭圆形或近圆形。从开花到凋谢约15日。

喜温暖稍带冷凉而干燥的气候,耐阴、耐寒、耐旱,忌酷热、过涝,生长发育温度以15～25℃为宜。百合为长日照植物,生长前期和中期喜光照,宜选向阳、土层深厚、疏松肥沃、排水良好的砂质土壤栽培。

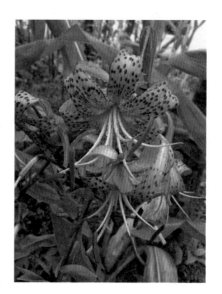

**【别名】** 炙百合、蜜百合、中庭、中逢花。

**【药用部位】** 百合科植物百合、卷丹、细叶百合的肉质鳞叶。

**【种植技术】** 百合可用分球、鳞片扦插、播种等方法繁殖。

1. 栽植 盆栽素烧泥盆和塑料盆均可,以素烧泥盆为宜。栽植宜在9～10月份进行,培养土以腐叶土、砂土、园土按1:1:1的比例混合配制,盆底施足充分腐熟的堆肥和少量骨粉作基肥,栽种深度一般为鳞茎直径的2～3倍。

2. 肥水管理 百合对肥料要求不高,通常在春季生长开始及开花初期酌情施肥即可。开花后及时剪去残花,可减少养分消耗,使鳞茎充实。浇水只需保持盆土潮润即可,但生长旺季和天气干旱时需适当勤浇,并常在花盆周围洒水,以提高空气湿度。栽植盆土不宜过湿,否则鳞茎易腐烂,盆栽百合需每年换盆一次,换上新的培养土和基肥以利于生长。

3. 光照 喜光,生长期每周需转动花盆一次,否则植株易偏长,影响美观。若缺乏阳光,会影响正常开花。

**【性味功效】**

性味:甘,寒。

功效:养阴润肺,清心安神。用于阴虚燥咳,劳嗽咳血,虚烦惊悸,失眠多梦,精神恍惚。

【食疗药膳】

1. 百合粥

食材:百合30 g,粳米60 g。

制法:先将百合与粳米分别淘洗干净,放入锅中加水,用小火煨煮。待百合与粳米熟烂时,加糖适量,即可食用。

功效:对老年人及久病后身体虚弱而有心烦失眠、低热易怒者尤为适宜。

2. 玉合苹果汤

食材:百合、玉竹各30 g,陈皮6 g,大枣10枚,苹果3个。

制法:将前4味洗净,苹果去皮、核切片,共煮汤,加冰糖适量,饮汤食百合、苹果、大枣等。

功效:具有补阴润燥、生津止渴、清心安神等功效,主治秋季皮肤干燥、口干咽燥、便秘等症状。

3. 百合炖雪梨

食材:百合100 g,雪梨1个,冰糖150 g。

制法:将雪梨去核,连皮切片,放入炖锅中加水,加冰糖文火煲滚;百合用清水浸30分钟,入滚水中煮3分钟,取出沥干水后放入炖锅内,与雪梨共炖1小时即可。

功效:滋阴止咳,可治燥热咳嗽。

4. 绿豆百合羹

食材:绿豆250 g,百合100 g,藕粉适量,白糖适量。

制法:藕粉兑少量冷水,调制成糊状备用。绿豆淘洗干净,加水煮沸,文火焖烂。百合逐瓣掰开,去老黄瓣,待绿豆煮至七成熟时放进百合同煮,直至绿豆、百合软烂,加入白糖溶化,再加入藕粉糊,边搅匀边加热,不断搅拌成均匀混合液,离火。将羹晾凉,置入冰箱冷凉即可。

功效:清凉可口,去热解暑。

【注意事项】 ① 脾胃虚弱忌食,其余人群食用时注意适量,否则易损害肺肾。② 咳嗽、虚寒出血之人不宜食用百合。③ 接触生球茎易引起皮肤瘙痒,吞食生球茎可能会引起呕吐、腹泻等症状。

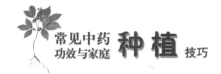
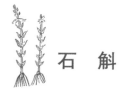

# 石 斛

石斛能入药、炒菜、煲汤、沏茶,还有观赏价值。每到夏季会开出像兰花一样的花朵,花色鲜艳,气味芳香,家庭种植石斛盆栽别有风味。

喜温暖湿润气候和半阴半阳的环境,适宜空气湿度在80%以上,冬季气温在0℃以上地区。不耐寒。

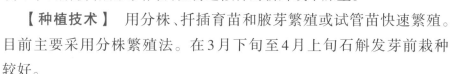

【别名】 金钗石斛、铁皮石斛、川石斛、细石斛。

【药用部位】 兰科植物金钗石斛或环草石斛栽培品及其同属植物近似种的新鲜或干燥茎。

【种植技术】 用分株、扦插育苗和腋芽繁殖或试管苗快速繁殖。目前主要采用分株繁殖法。在3月下旬至4月上旬石斛发芽前栽种较好。

1. 栽植 宜选择口径较大且底部或周围有孔的花盆种植,要求透气性好,沥水性好。下层用较大石块或砖头垫底,方便沥水透气,中层用较小石子或碎砖头,尽量选取吸水性较好材质,如陶粒、兰石、碎砖,上层用发酵好的松树皮。种植时注意尽量不要将苗茎部埋进基质里,基质盖住大部分根即可,种完后浇透水。

2. 肥水管理 幼苗种植1~2月内不宜施肥,之后可适当施微量肥。种植基质为肥效较高的基质时,必须注意少施肥,以免造成肥害,导致烧根。石斛需要经常浇水,一般冬天一周浇两次,夏天两三日浇水一次。每次浇水要浇透,看看盆里的树皮干了需浇水,要保持基质有一定水分。浇水时用喷雾器浇水,以使水分浇在叶面上。

3. 光照　石斛盆栽需要放置在光线比较充足的地方，但要避免阳光直晒。比如可以放在窗台的下面或客厅茶几上。

4. 修剪　每年春季发芽前或采收时，应剪去部分老枝和枯枝以及生长过密的茎枝，可促进新芽生长。

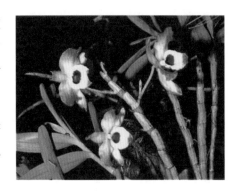

【性味功效】

性味：甘，微寒。

功效：益胃生津，滋阴清热。用于阴伤津亏，口干烦渴，食少干呕，病后虚热，目暗不明。

【食疗药膳】

1. 铁皮石斛茶

食材：铁皮石斛若干鲜条。

制法：取铁皮石斛鲜条洗净后切薄片，用开水冲泡后饮用。可重复冲泡，连渣食用。

功效：开胃健脾，降火理气，治疗慢性咽喉炎。

2. 铁皮木瓜鲜奶

食材：铁皮石斛纯粉 1 g，熟木瓜 500 g，新鲜牛奶 1 杯，莲子肉 50 g，红枣 4 颗，冰糖适量。

制法：新鲜木瓜去皮去核，切粒状用清水洗净；莲子肉、红枣去核洗净；将铁皮石斛纯粉、鲜奶、木瓜、莲子肉、红枣、冰糖放入炖盅，隔水炖熟即可。

功效：润肤养颜，使肌肤润泽，皮肤嫩滑，面色红润，容光焕发，防止过早衰老，对皮肤干燥、面色萎黄、气血不足者有明显改善。

3. 铁皮石斛银耳羹

食材：铁皮石斛纯粉，银耳 15 g，冰糖 150 g，鸡蛋 1 个，猪油少许。

制法：银耳在 30～35℃的温水中浸泡 30 分钟，待其发透后去蒂头洗

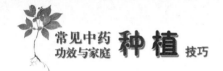
净,撕成瓣状,放入锅中加适量水,铁皮石斛纯粉先以温水化开后加入,先武火烧沸转文火上熬3个小时,另一个锅中加水,放入冰糖置于武火上熬成汁,兑入鸡蛋清搅匀后撇去浮沫,将糖汁缓缓冲入银耳锅中,起锅前加少许猪油,使之更加滋润可口。

功效:高血压、血管硬化、肺虚久咳、久病体弱、神经衰弱、失眠等症患者坚持经常服用,将会有明显改善。

4. 铁皮石斛鳝鱼汤

食材:铁皮石斛15 g,当归、党参各12 g,黄鳝500 g,料酒10 ml,生姜12 g,大蒜、醋、盐、酱油、葱段、味精、胡椒粉各适量。

制法:黄鳝切丝备用;铁皮石斛洗净,生姜洗净切丝,党参、当归装入纱布袋扎紧口备用;黄鳝、铁皮石斛、中药袋及调料一并放入砂锅内,加适量清水。先用武火烧沸后,去掉浮沫,再用文火煎熬1小时,取出药袋,加入盐及调味品后即可。吃鱼喝汤,可佐餐服食,连续服食5～7日。

功效:可治气血两亏之胃癌。

【注意事项】 ① 虚而无火者不能用。② 温热病早期阴未伤者、湿温病未化燥者、脾胃虚寒者均应少食。③ 孕妇使用之前,应咨询医生意见。

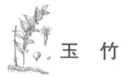

# 玉 竹

玉竹作为药用植物,不仅药效颇佳,而且观赏价值很高,适于作为家庭盆栽。玉竹株高30～50 cm,粗壮直立,有美观的纵绫,上部深绿,下部红褐,茎上的节匀称明显,类似竹节,因而得名。春季移栽,当年5月便可开花;秋季移栽,次年5月左右开花。玉竹耐寒性强,是盆栽新秀。

喜凉爽潮湿的荫蔽环境。宜选疏松肥沃且富含腐殖质的砂质壤土种植。

【别名】 萎蕤、肥玉竹。

【药用部位】 百合科植物玉竹的干燥根茎。

【种植技术】 具有种子和根状茎两种繁殖方式。家庭种植多采用根状茎繁殖。

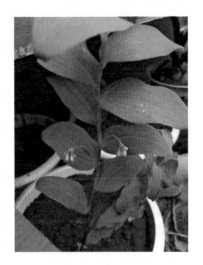

1. 栽植 从生长旺盛、粗壮的植株中选取无虫害、无黑斑、无麻点、无损伤、顶芽饱满、芽端整齐的肥大根状茎作种用，选择晴天或雨后干湿度适宜的晴天下种。合理排种分斜排法和平排法两种，以斜排法居多。斜排法是将有种茎、顶芽的一端朝上，尾部向下，与地面呈一定角度排入花盆内，深度为6～7 cm。玉竹种下后须立即用稻草等覆盖，厚度为6～7 cm，并在该层草上盖薄土一层。

2. 肥水管理 玉竹一般在5月末、6月初进行叶面一次追肥，追肥后浇水使肥料溶解。玉竹怕积水，多雨季节到来前，要及时移入室内，避免淋雨导致烂根。

3. 修剪 若主枝上的小叶状生长位置不佳，可在主枝适当位置短截修剪，一般叶状枝萌生的高度即为修剪高度。全株的更新修剪可在玉竹生长不良时进行，此时修剪一般高于萌生新枝，修剪后应适当减少浇水量，浇水不宜过多，否则导致修剪失败。

【性味功效】

性味：甘，微寒。

功效：养阴润燥，生津止渴。用于肺胃阴伤，燥热咳嗽，咽干口渴，内热消渴。

【食疗药膳】

1. 玉竹银耳汤

食材：鲜玉竹、冰糖、银耳各15 g。

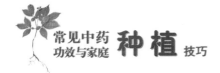
制法:将玉竹洗净,切片,银耳发开,择净,加清水适量同炖至银耳熟后,加冰糖,烊化饮服,每日1剂。

功效:滋阴清热,适用于胃阴不足所致的口干、口渴、胃脘隐痛,大便燥结,纳差等。

2. 玉竹麦冬鸭

食材:玉竹50 g,麦冬50 g,老母鸭1只(约750 g),黄酒适量。

制法:玉竹、麦冬装入白纱布袋中,将药袋放入鸭腹内。用旺火隔水蒸4小时,至鸭肉酥烂,离火。取出药袋,再将药汁绞入鸭汤中,弃药袋。

功效:养阴润燥,生津止渴,强心利尿,清肺热,降血糖。对阴虚口渴,大量饮水仍不解渴之糖尿病"上消证"有补养作用。

**【注意事项】** ① 胃有痰湿气滞者忌服。② 本品虽性质平和,但毕竟是滋阴润燥之品,故脾虚有湿疾者不宜服用。

 # 黄　精

黄精,花期5月,果期6～7月。花开在枝顶,大而美丽。黄精具有补气养阴、健脾、润肺、滋补等功效,每天泡上一杯,可有效缓解上班族一天的劳累,同时对内热消渴的糖尿病患者尤其有益。

喜温暖湿润气候和阴湿环境,土壤以肥沃疏松的砂质土壤为宜。在25 ℃以上处理15～20日种子能迅速发芽,但于低温条件播种2～3年后才能出苗。

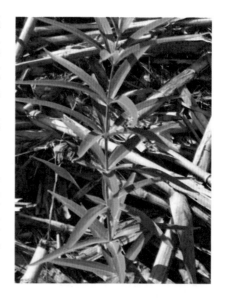

【别名】 大黄精、鸡头黄精、姜形黄精。

【药用部位】 百合科植物滇黄精、黄精或多花黄精的干燥根茎。

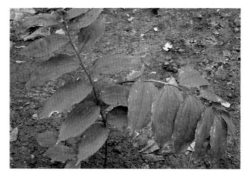

【种植技术】 黄精主要用根茎繁殖,因用种子繁殖生长时间过长,故家庭种植一般很少用种子繁殖。

1. 栽植 选择健壮、无病虫害的植株根茎,选取先端幼嫩部分,截成数段,每段有3~4个节,伤口稍加晾干,选取合适花盆进行种植。先铺一层疏松土壤于花盆底部,然后将根茎埋入土层5 cm左右,覆土后稍加镇压并浇水,每隔3~5日浇水1次,使土壤保持湿润,一般5日左右即可出苗。

2. 肥水管理 合理施肥,在苗期适当喷洒优质农家肥,然后浇水,有助于加速根的生长。黄精喜湿怕旱,所以要注意保持土壤湿润,遇到干旱时应该及时浇水,但雨天要防止淋雨,以免烂根。

3. 修剪 黄精的花果期持续时间较长,且每一茎的枝节腋生多伞形花序和果实,导致大量的营养成分被消耗掉,从而对根茎的生长造成影响。因此,花蕾形成前要及时摘除花芽,使养分集中到根茎部,促进根茎生长。

【性味功效】

性味:甘,平。

功效:补气养阴,健脾,润肺,益肾。用于脾胃虚弱,体倦乏力,口干食少,肺虚燥咳,精血不足,内热消渴。

【食疗药膳】

1. 益寿排骨汤

食材:黄精20 g,猪排骨250 g。

制法:排骨、黄精洗净置盅内,加生姜1片、葱1根、黄酒少许、清水适

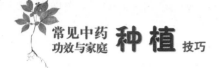
量,加盖隔水炖熟,调味即可。

功效:保健强身,延年益寿。用于心血管疾病、糖尿病者的保健药膳。

2. 仙人鸡

食材:黄精50 g,鸡750 g。

制法:将鸡宰杀洗净放盅内,黄精洗净加入,加少许黄酒、葱2根、生姜1片,加盖隔水炖1小时,调味即可。

功效:补益脾胃,滋补肝肾。用于肺虚咳嗽、体弱多病者的补益。

【注意事项】 咳嗽痰多或者是脾虚有湿以及中寒泄泻者忌服。

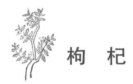

# 枸 杞

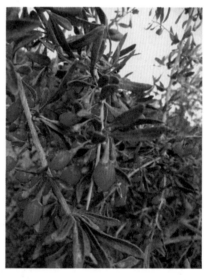

枸杞为落叶灌木,一年中夏秋两季开花、结果,果实呈卵圆形、椭圆形或阔卵形,红色或橘红色,肉质。其根皮(地骨皮)、嫩茎叶(枸杞叶)也供药用。

适应性强,耐寒,可耐-30℃的低温。耐旱、怕积水。喜光,在全光照下生长迅速。对土壤要求不严,宜选用肥沃、排水良好的沙质土壤栽培。

【别名】 甘枸杞、甘杞子、杞子。

【药用部位】 枸杞:茄科植物宁夏枸杞的成熟果实。地骨皮:茄科植物枸杞或宁夏枸杞的干燥根皮。

【种植技术】 可用播种、扦插、压条及分株等方法繁殖。家庭种植枸杞常采用育苗移栽法。盆栽枸杞要注意夏季和冬季管理两个环节。

1. 栽植 枸杞宜用稍深的釉陶盆或紫砂陶盆,形状则因树型而定。盆栽可用腐殖土或田园土混掺沙土使用。春季最适宜栽种,栽前可进行一次整形修剪,截口要平滑。土壤压实,不可过硬或空隙,盆底不需要施基肥。上盆后置于避风有散光处,经常喷水保湿,直至发芽后递减。之后放置在通风良好、阳光充足的地方。每隔1～2年进行一次翻盆,换上疏松而富含腐殖质的培养土。

2. 肥水管理　薄肥勤施,夏初和初秋结合摘叶,可各施一次稍浓的肥,以促进其生出新叶及花蕾。萌芽前、花期时和结果后可适当施肥,切勿施肥过浓。平时浇水按照不干不浇、浇则必透的原则,在开花结果期,要注意适量浇水。

3. 修剪　每年春季进行大的修剪整形,平时随时剪除病枝及密枝,保持一定的树形,及时除去新芽。新枝可随时用合适的金属丝进行攀扎,注意力道柔和。

【性味功效】

性味:甘,平。

功效:滋补肝肾,益精明目。用于虚劳精亏,腰膝酸痛,眩晕耳鸣,内热消渴,血虚萎黄,目昏不明。

【食疗药膳】

1. 枸杞粥

食材:枸杞子25 g,大米100 g。

制法:先将大米加水煮成稀粥,再加入洗净的枸杞子共煮成稠粥,每日食用1～2次。

功效:宜用于老年体弱,病后体虚,久服可益寿。

2. 枸杞茶

食材:枸杞子、五味子各6 g,糖适量。

制法:将枸杞子和五味子泡开水当茶饮,可加冰糖或白糖调味。

功效:能强身延年并治小儿体弱,夏季受暑之身热心烦、口渴、自汗、胸闷、食少、脚软、消瘦。

【注意事项】　有高血压、性躁者,或平日大量摄取肉类导致面泛红光、感冒发热、身体有炎症、腹泻者慎用。

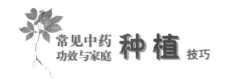
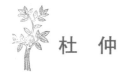

# 杜　仲

杜仲属于杜仲科杜仲属,落叶乔木,4～6月剥取树皮,杜仲是我国特有的一种名贵滋补药材。杜仲科仅一科一属一种。

喜阳光充足、温和湿润的气候,耐寒,对土壤要求不严,但以土层深厚肥沃、富含腐殖质的砂质壤土、黏质壤土栽培为宜。

【别名】　扯丝皮、思仲、丝棉皮、玉丝皮。

【药用部位】　杜仲科植物杜仲的干燥树皮。

【种植技术】　可用种子、扦插等繁殖方法,以播种繁殖为主。

1. 栽植　种子繁殖:种子可用沙藏催芽法或水浸催芽法进行催芽处理。于晚秋11月或早春3月均可播种,播种时将种子均匀撒播在穴内,覆土1.5～2 cm,播种后15日即可出苗。扦插繁殖:于5月扦插,采用当年春天抽芽并带有嫩叶的枝条,剪成5～6 cm长的插穗,每个插穗

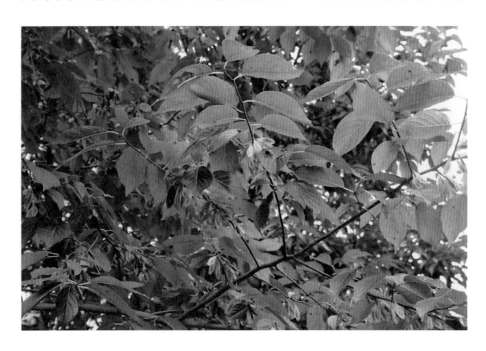

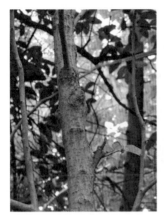
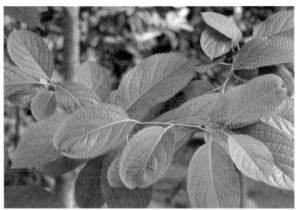

留腋芽3个,为减少水分蒸发,需剪去每片叶子的一半,插穗入土1.5～2 cm,18～30日即可生根。在秋、冬季落叶后或春季发芽前,即可起苗移栽,将苗木置于穴内,使根系舒展,覆土,浇好定根水。每年夏季翻1次盆土。入冬前,在幼树根部培土防寒。

2. 肥水管理　幼苗出土后,需勤拔杂草,保持苗周无草,土壤疏松。4～8月为苗木追肥期,施肥以有机肥或尿素为主,施肥与中耕除草同时进行。少雨、干旱季节应勤灌溉,保持土壤湿润,多雨季节及时排水,避免土壤积水。

3. 修剪　每年冬季适当剪除树冠下部侧枝及下垂枝、病虫枝、枯枝,使树冠通风透光。

【性味功效】

性味:甘,温。

功效:补肝肾,强筋骨,安胎。用于肾虚腰痛,筋骨无力,妊娠漏血,胎动不安,高血压。

【食疗药膳】

1. 杜仲腰花

食材:杜仲20 g,猪腰子250 g,料酒10 g,姜5 g,葱10 g,盐5 g,味精3 g,酱油10 g,醋2 g,水淀粉20 g,大葱10 g,白糖3 g,花椒3 g,植物油35 g。

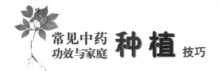
制法：先将猪腰子洗净，一剖两半，除去腰臊筋膜，片成腰花；杜仲加清水，熬成浓汁50 ml，姜、葱洗净泥沙，姜切片，葱切段，白糖、味精、醋、酱油和淀粉兑成滋汁。再将锅用武火烧热，加入植物油，烧至六成热时，放入花椒、姜、葱、腰花、药汁、料酒，迅速煸炒，再放入滋汁，颠锅即成。

功效：补肝肾，健筋骨，降血压，适用于肾虚腰痛，步履不坚，阳痿、遗精，眩晕，尿频，老年耳聋，高血压等症。

2. 杜仲羊骨粥

食材：杜仲10 g，羊骨1节，粳米50 g，陈皮6 g，草果2枚，姜30 g，盐少许。

制作：将羊骨洗净锤破，粳米淘洗干净，杜仲打成粉。再将羊骨、杜仲粉、姜、盐、草果、陈皮放入锅内，加清水适量并用武火烧沸后，转用文火煮至汤浓，捞出羊骨、草果、陈皮，留汤汁。另起锅，放粳米、羊骨汤，用武火烧沸后，再用文火煮至米烂粥成即可。

功效：健骨强腰。

【注意事项】 阴虚火旺者慎服。

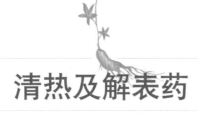

# 清热及解表药

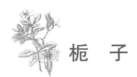 栀　子

栀子为常绿灌木，高达2 m左右。花期6～9月，9～11月果实成熟，呈红黄色，花气味甜香浓郁，且对二氧化硫等抗性强，具有净化空气的作用。

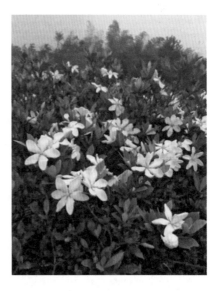

喜温暖、湿润气候，不耐寒，适宜生长温度为22～28℃，喜柔和充足光照，忌水久湿，高温时适当遮阴。冬季应放在0℃以上，最高温度不超过15℃的环境下休眠。适宜生长在富含腐殖质、疏松肥沃、通透性强、pH为5～6的酸性土壤中，是典型的酸性花卉植物。

【别名】　黄栀子、山黄栀、玉荷花。

【药用部位】　茜草科植物栀子的成熟果实。

【种植技术】　以扦插繁殖为主，亦可压条、分株或播种繁殖。家庭种植常用嫩枝扦插繁殖，方法简单，并具有很高的成活率。栽培土的酸碱度、环境的温湿度、柔和充足的光照度，都是种好栀子的关键要素。

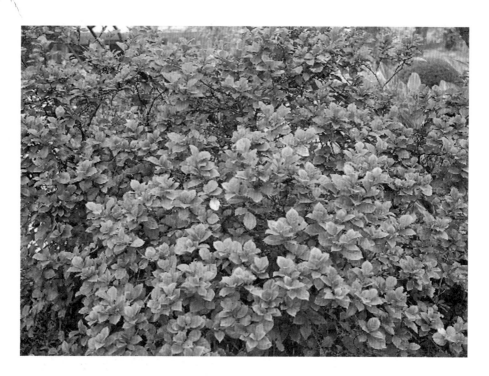

1. 栽植　花盆底孔要开大,垫一层砖瓦块粒作排水层,确保盆底不积水。盆土宜为排水良好的微酸性土壤,可选用市售花木栽培土。选取10~20 cm的嫩枝作插穗,顶部留3~4片叶,以下叶子去掉,可盆插,也可在夏季水插,自然生根成活后再上盆养护。适时换盆,当盆达到28 cm左右时,一般不再换盆而只换盆土,于春季3月换土较好。为防止盆土碱化,每年最好翻盆换土一次。

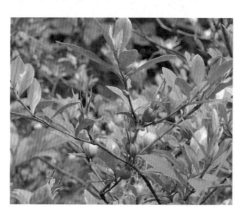

2. 肥水管理　栀子喜肥,需薄肥勤施。生长期追肥使用酸性有机肥液,在开花前每15日追施一次稀薄腐熟液肥。花期停止追肥,注意适时适量浇水,保持盆土湿润,注意不可偏干偏湿,时常喷水保持周围环境湿润。高温期,注意遮阴。

3. 光照　栀子喜光,虽长期在半阴处也能生长,但花枝较长,花朵较少。除7~8月中午强光需遮阴和冬季休眠期外,一般都需放阳光下养护,才能花繁叶茂。入冬后用泡沫塑料等保温材料将花盆包裹好,保护好根系,放在背风向阳处越冬。

4. 修剪　花前对过密(弱)枝条进行修剪,花后则对过长的枝条进行重剪。可每隔3~5年进行一次修剪(修剪下的枝条可扦插或水插)。切记栀子春季不可短截枝顶,否则当年不会开花。

**【性味功效】**

性味:苦,寒。

功效:泻火除烦,清热利尿,凉血解毒;外用消肿止痛。用于热病心烦,湿热黄疸,淋症涩痛,血热吐衄,目赤肿痛,火毒疮疡;外治扭挫伤痛。

**【食疗药膳】**

栀子花银耳莲子汤

食材:栀子花3朵,银耳、莲子、枸杞、冰糖和盐适量。

制法:先将银耳泡发,栀子花去除花蕊洗净后用盐水浸泡。再将银耳加水煮开,加莲子,转小火,煲30分钟左右。加冰糖煮至糖化,汤汁浓稠。再加入枸杞,撒入切成细丝的栀子花。再煮约2分钟即可。

功效:滋养补虚、润肺止咳、补脾开胃、安眠健胃。

**【注意事项】**　栀子花苦寒伤胃,脾虚泄泻、肾阳不足者慎食。

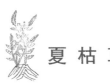

# 夏　枯　草

夏枯草为多年生草本植物,匍匐根茎,节上生须根。茎高达30 cm,基部多分枝,浅紫色。花萼钟形,花丝略扁平,花柱纤细,先端裂片钻形,外弯。花盘近平顶。小坚果黄褐色,花期4~6月,果期7~10月。

喜温暖湿润的环境。能耐寒,适应性强,多年生草本。

【别名】 麦穗夏枯草、铁线夏枯草、麦夏枯。

【药用部位】 唇形科植物夏枯草的干燥果穗。

【种植技术】 可采用种子繁殖和分株繁殖的方法。夏枯草对土壤要求不高,但以阳光充足、排水良好的沙质壤土为好。

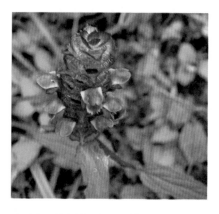

1. 栽植　种子繁殖:花穗变黄褐色时,摘下果穗晒干,抖下种子,去其杂质,贮存备用。春播,于3月下旬至4月中旬;秋播于8月下旬。将种子均匀播入育苗盆中覆细土,稍稍镇压,浇水,经常保持土壤湿润。15日左右出苗。分株繁殖:春季末萌芽时,将老根挖出,进行分株。一盆栽1～2株。栽后覆土压实,浇水,保持土壤湿润,7～10日出苗。

2. 肥水管理　施肥一般进行2次,第一次在3月中旬前后,第二次在5月中旬前后花末期时撒施。

【性味功效】

性味:辛、苦,寒。

功效:清火,明目,散结,消肿。用于目赤肿痛,目珠夜痛,头痛眩晕,瘰疬,瘿瘤,乳痈肿痛,甲状腺肿大,淋巴结结核,乳腺增生,高血压。

【药膳食疗】

1. 夏枯草双花炖猪瘦肉

食材:夏枯草15 g,灯心花5扎,鸡蛋花10 g,蜜枣2个,猪瘦肉400 g,生姜3片。

制法:各物分别洗净。药稍浸泡,枣去核。一起下炖盅,加冷开水1 500 ml(约5碗量),加盖隔水炖3小时,进饮方下盐,为3～4人用。

功效:清热祛湿、润燥生津,且清心火润心肺,为男女老少皆宜。

2. 夏枯草拌腐竹

食材:夏枯草鲜嫩茎叶150 g,水发腐竹100 g,粉丝50 g。

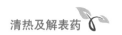

制法：将夏枯草洗净。滚水焯熟，清水过凉，挤水切段；粉丝、腐竹用滚水泡发，清水过凉，捞出切段。加入花椒油、盐、米醋、蒜茸、味精、姜末拌匀即可。

功效：有清热去火之效。

3. 夏枯草焖香菇

食材：夏枯草鲜嫩茎叶250 g，香菇5朵。

制法：夏枯草洗净，滚水焯过，凉水浸洗，拧干；香菇用开水泡发，洗净，去蒂。泡香菇水待用。油锅烧热，入夏枯草煸炒，下香菇、泡菇水、味精、盐、勾芡、淋麻油，颠翻几下出锅即成。

功效：具清热、降压的功效。

【注意事项】 ① 脾胃虚弱者要慎服。② 长期大量服食夏枯草，会增加肝、肾的负担，易造成蓄积中毒，严重的会引起肝、肾等疾病。

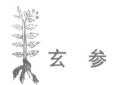

玄 参

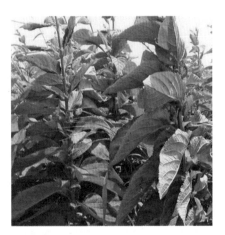

玄参为多年生草本植物。根圆柱形或纺锤形。花冠褐紫色，上唇长于下唇；退化雄蕊近圆形，蒴果卵形，花期7～8月，果期8～9月。

喜温和湿润气候，耐寒、耐旱、怕涝。茎叶能经受轻霜。适应性较强，在平原、丘陵及低山坡均可栽培，对土壤要求不高，但以土层深厚、疏松、肥沃、排水良好的砂质壤土为宜。

【别名】 元参、重台、黑玄参、乌元参。

【药用部位】 玄参科植物玄参的根。

【种植技术】 播种、扦插和分株繁殖均可，以播种繁殖为主。

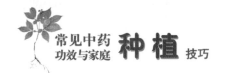

1. 栽植　玄参为深根系植物,栽培需用较深的盆。宜用土层深厚、疏松肥沃、排水良好的砂壤土栽植。播种以早秋8~9月为宜,早春播种当年就可开花。扦插一般在秋季进行,于10月剪取枝梢,去除下部叶片,插入苗床,注意保湿,1个月左右即可生根。

2. 肥水管理　生长期一般追肥3次,齐苗后施入有机肥,促使幼苗生长。当苗高35 cm左右时玄参生长即将转入旺盛期,此时进行施肥,可以促使植株生长。7月上中旬为玄参开花初期,以施磷钾肥为主,施后盖土,以促使玄参块根膨大。如遇长期干旱,可在太阳未出前浇水。雨季注意排水,防止积水引起块根腐烂。

【性味功效】

性味:甘,苦,咸,微寒。

功效:清热凉血,滋阴降火,解毒散结。用于热入营血,温毒发斑,热病伤阴,舌绛烦渴,津伤便秘,骨蒸劳嗽,目赤,咽痛,白喉,瘰疬,痈肿疮毒。

【食疗药膳】

1. 玄参炖猪肝

食材:玄参15 g,猪肝500 g,菜籽油25 g,姜5 g,白砂糖2 g,淀粉(蚕豆)10 g,大葱10 g,酱油10 g,黄酒10 g。

制法:将猪肝洗净与玄参同放入铝锅内,加水适量,煮1小时;捞出猪肝,切成小片备用;锅内加菜油,放葱、生姜,稍炒一下;再放入猪肝片中;将酱油、白糖、料酒少许,兑加原汤少许;收汁,勾入水淀粉(汤汁明透);将明透汤汁倒入猪肝片中,拌匀即成。

功效:养肝明目。适用于肝阴不足之目干涩、昏花、夜盲、慢性肝病等症。

2. 糯米粥

食材:糯米150 g,黑豆50 g,黑芝麻20 g,玄参20 g,女贞子20 g,麦冬30 g,冰糖50 g,花生仁(生)100 g,生地黄15 g,墨旱莲20 g,巴戟天15 g。

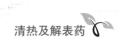

制法：将生地黄、玄参、墨旱莲、女贞子、巴戟天、麦冬水煎，去渣取汁。加水适量，再放入糯米、黑豆、黑芝麻、花生仁，武火煮沸后改文火熬至豆烂米熟成粥，加入冰糖调匀。

功效：滋阴润养，清热去湿，强壮身体。适于形瘦色悴、耳鸣目眩、口干咽燥、五心烦热、潮热盗汗、舌红少苔患者食用。

3. 银耳当归茶

食材：金银花30 g，蒲公英6 g，当归15 g，玄参6 g。

制法：将金银花、当归、蒲公英、玄参加水同煎。

功效：清热解毒。适用于肺炎。

【注意事项】　①玄参不能与藜芦一起用。②脾胃有湿及脾虚便溏者不能服用玄参。③不能与黄芪、干姜、大枣、山茱萸同食。④虚寒者忌用。

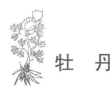

# 牡　丹

牡丹为多年生落叶小灌木。花朵色泽艳丽，玉笑珠香，风流潇洒，富丽堂皇，素有"花中之王"的美誉。在栽植类型中，牡丹品种繁多，根据花色，可分为上百个品种，其中以黄、绿、肉红、深红、银红为上品，尤以黄、绿为贵。牡丹花大而香，故又有"国色天香"之称。

喜温暖湿润气候，较耐寒，耐旱，怕涝，怕高温，忌强光。适宜上层深厚、排水良好、肥沃疏松的砂质壤土或粉砂壤土。盐碱地、黏土地不宜栽植。种子适宜随采随播。

【别名】　花王、木芍药、洛阳花、富贵花。

【药用部位】　牡丹皮：毛茛科植物牡丹的干燥根皮。

【种植技术】　可用播种法、分株法、嫁接法等方法繁殖。家庭种植多采用分株繁殖。

1. 栽植　牡丹为深根性落叶灌木花卉，性喜阳光，耐寒，喜凉爽环

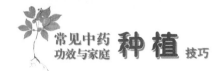
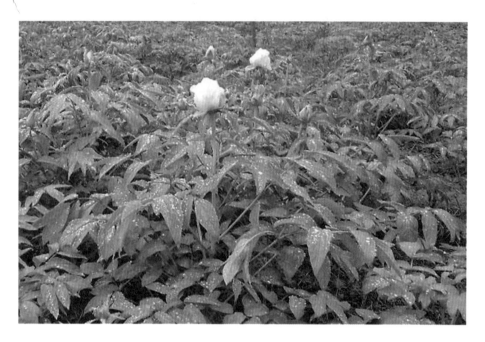

境,忌高温闷热,宜在半干半湿的疏松肥沃、排水良好的砂质土壤中生长。因此栽植牡丹花的盆土一般宜用砂土和饼肥的混合土,或将充分腐熟的厩肥、园土、粗砂以1∶1∶1的比例混匀制成培养土。盆栽宜用透水性良好的较大瓦盆,盆深要求在30 cm以上,深度为60～70 cm的瓦缸最适。种株以3年生的为好。在采收时将牡丹全株挖起,抖落泥土,顺着自然生长的形状,用刀从根茎处分开。分株数目视全株分蘖多少而定,每株留芽2～3个。栽于盆中,覆土浇水即可。

2. 肥水管理  俗语说"清牡丹""浊芍药"。栽植牡丹基肥要足,基肥可用堆肥、饼肥或粪肥。通常以一年施三次肥为好,即开花前半个月喷洒一次以磷肥为主的肥水,开花后半个月施一次复合肥,入冬之前施一次堆肥,从而确保第二年开花。俗语说"牡丹宜干不宜湿",牡丹是深根性肉质根,怕长期积水,平时浇水不宜多,要适当偏干。

3. 修剪  花谢后及时摘花、剪枝,根据长势结合树形修剪,剪后注意保护伤口,防治病菌侵入感染。若需植株低矮,花丛密集,则可短截以抑制枝条扩展,一般每株保留5～6个分枝为宜。

**【性味功效】**

性味:牡丹花:苦、淡,平。牡丹皮:苦、辛,微寒。

功效:牡丹花:活血调经。主妇女月经不调;经行腹痛。牡丹皮:清热凉血,活血化瘀。用于热入营血,温毒发斑,吐血衄血,夜热早凉,无汗骨蒸,经闭痛经,跌扑伤痛,痈肿疮毒。

**【食疗药膳】**

1. 牡丹花茶

食材:牡丹花3 g,绿茶2 g,白糖适量。

制法:将牡丹花及绿茶用沸水适量冲泡。

功效:养血和肝,散郁祛瘀。用于面部黄褐斑、皮肤衰老,有养颜美容的助益。

2. 丹皮粥

食材:牡丹皮15 g,大米100 g,白糖适量。

制法:将牡丹皮洗净,放入锅中,加清水适量,水煎取汁,再加大米煮粥,待熟时调入白糖,再煮一二沸即成,每日1剂。

功效:清热凉血,活血化瘀。适用于热入血分所致的斑疹、吐血、衄血等出血症,或热病后期低热不退,或阴虚内热所致的骨蒸潮热,以及瘀血所致的腹痛、跌打损伤、痛经等。

**【注意事项】** ① 血虚有寒,孕妇及月经过多者慎服。② 忌胡荽、蒜。③ 自汗多者勿用,为能走泄津液也。④ 痘疹初起勿用,为其性专散血,不无根脚散阔之虑。⑤ 胃气虚寒,相火衰者,勿用。

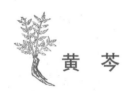

# 黄 芩

黄芩为多年生草本植物。肉质根茎肥厚,叶坚纸质,花柱细长,花盘环状,子房褐色,小坚果卵球形,花果期7～9月。黄芩不仅有药用价值,家庭种植也有一定的观赏价值。

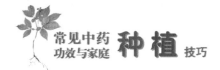

喜温暖凉爽气候,耐严寒,耐旱,耐瘠薄,成年植株地下部分可忍受−30℃的低温。

【别名】 枯芩、淡黄芩、淡芩、条芩。

【药用部位】 唇形科植物黄芩的干燥根。

【栽培技术】 用种子繁殖或分根繁殖。以土层深厚、肥沃的中性或微碱性壤土或砂质壤土栽培为宜。

1. 栽植 种子繁殖:可用直播或育苗移栽法。分根繁殖:挖取3年生黄芩根茎,切取主根留供药用,根据根茎形状分切成若干块,每块有芽眼2～3个即可栽种。栽植后,保持地面湿润,利于幼苗出土。幼苗出土后,松动表土,保持地面疏松,下面湿润,利于根向下伸长。

2. 肥水管理 每年追肥2～3次,6～7月为生长旺盛期,可追施有机肥。黄芩耐旱怕涝,雨季需注意排水,不可积水,否则易烂根。抗旱力较强,遇严重干旱或追肥后可适当浇水,一般不用常浇水。

3. 修剪 以收获药用根茎为种植目的,可在抽出花序前剪掉花梗,从而减少养分消耗,促使根系生长。

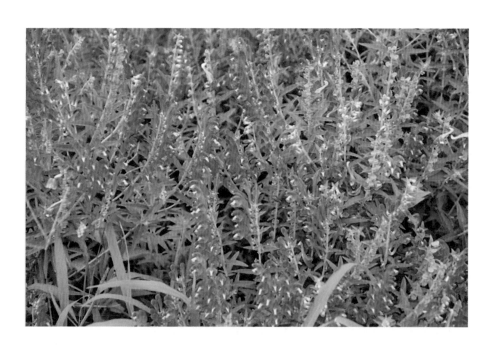

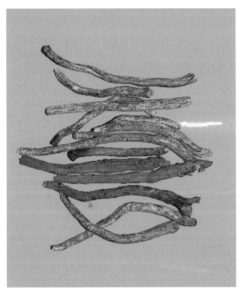 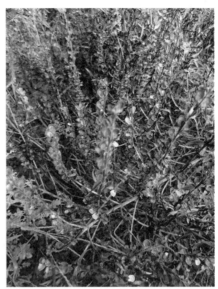

【性味功效】

性味：苦，寒。

功效：清热燥湿，泻火解毒，止血，安胎。用于湿温、暑湿，胸闷呕恶，湿热痞满，泻痢，黄疸，肺热咳嗽，高热烦渴，血热吐衄，痈肿疮毒，胎动不安。

【食疗药膳】

1. 绿茶黄芩汤

食材：绿茶 3 g，黄芩 12 g，罗汉果 15 g，甘草 3 g。

制法：将黄芩、罗汉果、甘草放入砂锅中，加清水 500 ml，小火煎药至水剩一半时止。把茶叶放保温瓶中，将煎好的药汁倒入保温瓶中沏茶，盖好保温瓶盖。向药锅中加清水 500 ml，如前次一样再煎一次，把药汁也倒入保温瓶中沏茶，盖好瓶盖。药渣可弃去。此绿茶黄芩汤可代茶饮，或早、中、晚饭后 30 分钟顿服。

功效：泻火解毒，防癌抗癌。

2. 柴胡黄芩粥

食材：柴胡 6 g，细辛 2 g，黄芩 8 g，大米 100 g，枸杞少许。

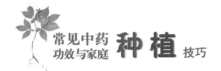

制法：细辛洗净；柴胡、黄芩洗净后煎取汁液备用；葱洗净，切成葱花。锅置火上，倒入药汁和少许清水，放入大米，以大火煮至米粒开花，再加入枸杞和细辛，转小火熬煮。待粥煮至浓稠状，调入盐拌匀，再撒上葱花即可。

功效：祛风散寒，清热益肾。

【注意事项】 ①脾肺虚热者忌之。②脾胃虚寒、无食欲、大便稀不成形者禁服。

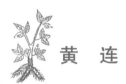

# 黄 连

黄连为多年生草本植物。根茎向上多分枝，形如鸡爪，节多而密，生有极多须根，味极苦。花期3～4月，果期5～7月。黄连是我国常用名贵药材，其味极苦，有俗语"哑巴吃黄连，有苦说不出"，即道出了其中滋味。

喜冷凉、湿润、荫蔽，忌高温、干旱、强光照射，喜弱光，故需遮阴。根浅，分布于5～10 cm的土层，适宜在表土疏松肥沃、土层深厚且含丰富腐殖质的土壤上种植。

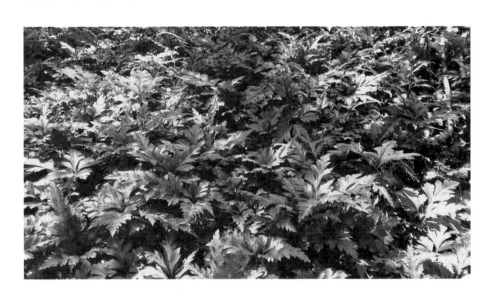

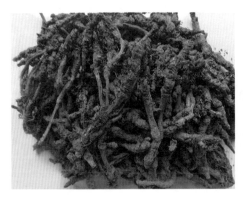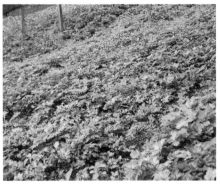

【别名】 味连、川连、鸡爪连。

【药用部位】 毛茛科植物黄连、三角叶黄连或云连的干燥根茎。

【种植技术】 用种子繁殖,需选种、育苗、移栽等过程。一般育苗2年后移栽,春、夏、秋季均可移栽。黄连为阴性植物,喜弱光和散射光,怕强光照射,幼苗期遇强光易灼伤致死。

1. 栽植 选择深厚、疏松肥沃、富含腐殖质、排水力强、通透性能良好的土壤种植,小苗须在阴天或晴天栽种,栽植时用手示指压住根茎,将其插入土中,然后示指稍加旋转即可抽出,随即推土掩盖指孔。

2. 肥水管理 黄连栽植后,立即施少量有机肥。黄连是湿生植物,喜湿润,不耐干旱。在幼苗期和移栽期若表层土壤干旱即影响生长,降低成活率。故生长期间要勤浇水,但土壤湿度太大或积水时易染病,影响根系正常生长,导致根茎变黑甚至死亡。

3. 修剪 移栽后1～2年易生杂草,结合追肥去除杂草。

【性味功效】

性味:苦,寒。

功效:清热燥湿,泻火解毒。用于湿热痞满,呕吐吞酸,泻痢,黄疸,高热神昏,心火亢盛,心烦不寐,心悸不宁,血热吐衄,目赤,牙痛,消渴,痈肿疔疮;外治湿疹,湿疮,耳道流脓。酒黄连善清上焦火热。用于目赤,口疮。姜黄连清胃和胃止呕。用于寒热互结,湿热中阻,痞满呕吐。萸黄连疏肝和胃止呕。用于肝胃不和,呕吐吞酸。

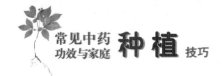
【食疗药膳】

1. 黄连米汤

食材：黄连5g，大米60g。

制法：黄连去杂，洗净，先晒干（或烘干），然后研成细末；大米洗净，用温水浸泡半小时后倒进锅里，再倒入适量清水，煮成稠米汤，然后倒入黄连末，搅拌均匀后再煮一会即可。

功效：黄连米汤能健脾开胃、清热泻火，热感冒患者在感冒期间可以服用。

2. 黄连阿胶鸡子黄汤

食材：黄连12g，黄芩3g，阿胶9g，白芍3g，鸡子黄2枚。

制法：先煮黄连、黄芩、白芍，加水8杯，浓煎至3杯，去渣后，加阿胶烊化，再加入鸡子黄，搅拌均匀。热滚，分3次服。

功效：清热育阴。适用于热邪入营、耗伤营阴心液、发热不已、心烦不得卧、舌红绛而干、脉细数。

【注意事项】 ①本品大苦大寒，过服久服易伤脾胃，脾胃虚寒者忌用。②苦燥伤津，阴虚津伤者慎用。③胃虚呕恶，脾虚泄泻，五更肾泻，慎服。

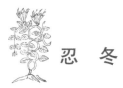

# 忍 冬

忍冬花习称金银花，其枝蔓修长，叶片浓绿，花有黄白两色，春秋两季开花，既可绿化庭院，又可室内盆栽，干花可制花茶。

喜阳光充足、温和湿润的环境，耐寒，气温5℃以上即可萌芽，适宜生长温度为25℃左右。喜长日照，对土壤要求不严，但以疏松、排水良好的沙质土壤为宜。根系发达，是不可多得的观花、观枝盆景。

【别名】 二宝花、忍冬花、银花。

【药用部位】 忍冬科植物忍冬的花蕾或待初开的花。

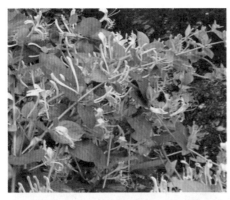
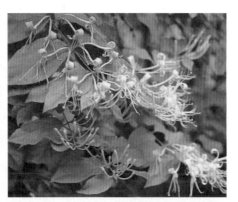
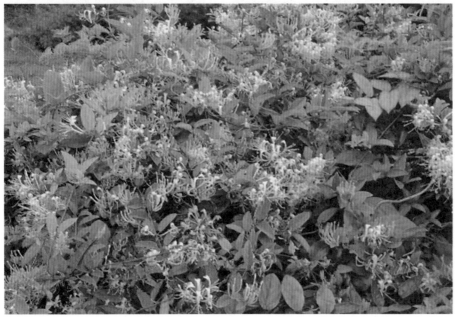

【种植技术】 播种、扦插、压条或分株繁殖均可,容易成活。家庭种植以扦插为主。

1. 栽植 栽培土壤的配制是关键。以营养丰富、疏松且保水能力强为标准,最好是酸性或微酸性土壤。扦插可以有效繁殖金银花,插穗为1年生或花后枝条,带3～4对芽,一般于6～7月进行,雨季扦插成活率较高。上盆后,浇透水,保持土壤湿润,1个月后可生根。注意盆栽2～3年后需翻盆换土,时间应定在金银花生长缓慢期。

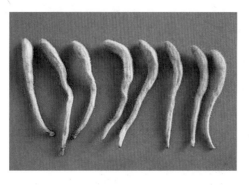

2. 肥水管理　春季过后至开花前,每2~3月追一次氮、磷、钾全肥。入冬前施一次有机肥即可。施肥应在晴天傍晚进行,先松土,便于液肥下渗。夏季伏天和冬季,因金银花处于半休眠状态,必须停止追肥,否则会造成根系腐烂。金银花需水多,注意保持湿润,浇水量以夏季最多,春、秋季次之,冬季最少。

3. 修剪　金银花的萌发力极强,应于休眠期及时修剪。开春后,将着生在主干上的芽全部摘除,开花前再将主枝上的顶心摘去,以促植株多发花枝。开花后还要进行复剪,截短已开完花的花枝的上部,仅留3~5节,并根据具体情况将部分新生枝条及细弱枝条剪去。

【性味功效】

性味:甘,寒。

功效:清热解毒,疏散风热。用于痈肿疔疮,喉痹,丹毒,热毒血痢,风热感冒,温病发热。炒金银花治清痢、水泻。金银花炭多用于血痢、便血等症。

【食疗药膳】

1. 金银花藿香茶

食材:鲜金银花10 g,鲜藿香10 g。

制法:用开水冲泡金银花和藿香,代茶频饮。

功效:开胃、降暑。适用于夏季酷热,食欲不振。

2. 金银花粥

食材:鲜金银花50 g(或干品30 g),甘草20 g,粳米100 g。

制法:金银花、甘草加水煮1小时,过滤取汁,加粳米制成粥食用。

功效:消炎、攻毒,可治疗疮热毒等。

【注意事项】　金银花性味寒凉,会影响脾胃的运化,宜在暑天使用。

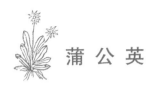

# 蒲 公 英

蒲公英为多年生草本植物。根圆锥状,表面棕褐色,皱缩,叶边缘有时具波状齿或羽状深裂,基部渐狭成叶柄,叶柄及主脉常带红紫色,花葶上部紫红色,密被蛛丝状白色长柔毛;头状花序,总苞钟状,瘦果暗褐色,长冠毛白色,花果期4～10月。蒲公英具有丰富的营养价值,可生吃、炒食、做汤,是药食两用的植物。

适应性强,喜光耐热、耐寒、耐瘠,抗病能力很强,少发生病虫害,在我国绝大部分地区可栽培。

【别名】 黄花地丁。

【药用部位】 菊科植物蒲公英带花、果的干燥全草。

【种植技术】 最常用的是种子繁殖法。一般在开春4月中旬左右进行播种。

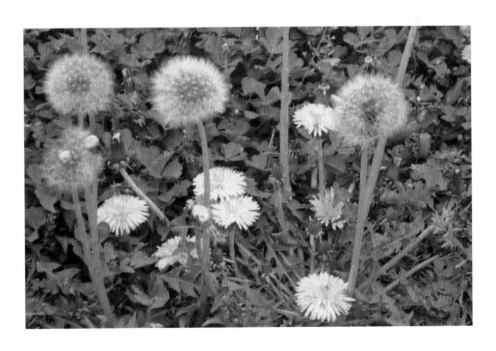

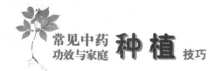
1. 栽植　种子的质量要求是籽粒饱满,大小均匀。因为种子较小,为以防播种时不均匀,播种前可掺入3～6倍的细沙,拌匀后就可以进行播种。将种子均匀撒入盆内,覆土不宜太厚。

2. 肥水管理　虽对土壤条件要求不严格,但还是喜肥沃、湿润、疏松、有机质含量高的土壤。播种后,应时常浇水,保持土壤湿润。出苗后,也要始终保持土壤湿润。

【性味功效】

性味:苦、甘,寒。

功效:清热解毒,消肿散结,利尿通淋。用于疔疮肿毒,目赤,乳痈,瘰疬,咽痛,肺痈,肠痈,湿热黄疸,热淋涩痛。

【食疗药膳】

1. 蒲公英粥

食材:蒲公英30 g,粳米100 g。

制法:将蒲公英和粳米洗净,放入锅内加水煮,待粥浓稠时即可食用。

功效:可清热解毒,消肿散结。

2. 蒲公英玉米汤

食材:蒲公英60 g,玉米须60 g。

制法:将蒲公英和玉米须洗净,放入锅内加水浓缩煎服或代茶饮。

功效:用于治疗热淋,小便短赤。

【注意事项】　① 阳虚外寒、脾胃虚弱者忌用。② 用量过大,可致缓泻。

# 鱼腥草

鱼腥草为多年生草本植物,适宜生长在我国阴冷潮湿的山区,夏季茎叶茂盛花穗多时采割,除去杂质,晒干。叶柄细长,基部与托叶合生成鞘状。穗状花序顶生,黄棕色。植株搓碎有鱼腥气味,是一种药食两用的植物。

野生于阴湿或水边低地，喜温暖潮湿环境，忌干旱，耐寒，怕强光，在-15℃可越冬。土壤以肥沃的砂质壤土及腐殖质壤土生长最好，不宜于黏土和碱性土壤栽培。

【别名】 侧耳根、猪鼻孔、臭草、鱼鳞草。

【药用部位】 三白草科植物蕺菜带花、果的干燥地上部分。

【种植技术】 为多年生宿根植物，虽有种子可供繁殖，但人工栽培大多利用地下老根茎为繁殖材料。多用扦插式分株法繁殖，生长期都可以进行。

1. 栽植 扦插时将地下茎切成小段，直插到花盆中，易萌发出新株。栽植时可因地制宜选择稍浅的花盆，土壤可用腐叶土（或园土）与沙按2∶1的比例混合，若加适量的豆饼等作基肥对保持植株旺盛生长有利。

2. 肥水管理 喜湿润，对水分要求高，平时要保持土壤湿润，即使长期浸在浅水中也能生长，切忌土壤干旱脱水。多向叶面喷水，保持环

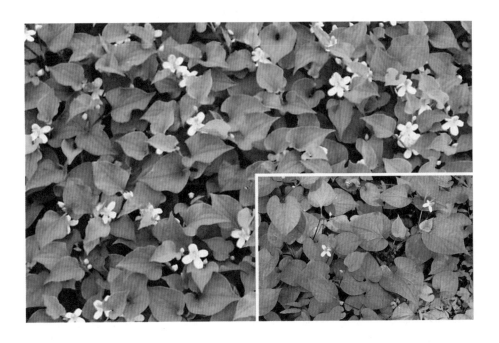

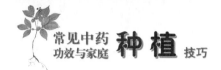

境有一个较高的湿度。为了促其快速生长,4～9月宜追肥若干次,腐熟有机肥和化肥均可。

3. 光照 每年5～9月避开直射阳光,将它放在北向阳台等半阴处,室内窗户附近的光照比较适宜。鱼腥草种植要防止突然从室内放到室外强光下,反之亦然,否则植株不适应新环境,下部叶片会萎黄脱落。

4. 修剪 地上部徒长时,应及时采收嫩茎叶;开花现蕾时及时摘除花蕾,以免开花消耗大量养分而抑制地下茎的生长。

**【性味功效】**

性味:辛,微寒。

功效:清热解毒,消痈排脓,利尿通淋。用于肺痈吐脓,痰热喘咳,热痢,热淋,痈肿疮毒。

**【食疗药膳】**

1. 雪梨鱼腥草

食材:梨200 g,鱼腥草100 g(鲜者250 g),冰糖适量。

制法:生梨洗净去核切块,鱼腥草加水600 ml烧开后改为文火煎20分钟,弃药渣,加梨、冰糖,文火炖至梨烂即可食用,每日分2次服完。连服5日。

功效:宣肺散结,清热解毒,止咳化痰,滋阴降火,润肺去燥,对一切肺胃实热证均有效。

2. 鱼腥草炖排骨

食材:鲜鱼腥草200 g,猪排骨500 g。

制法:将鱼腥草先煎液,过滤,猪排骨放入锅中,倒入鱼腥草液,开始炖煮,肉熟后加适量盐和味精,饮汤食肉,分2～3次吃完,每周2次。

功效:清热解毒,排脓。适用于肺热咳嗽、肺痈咳吐脓血、痰黄稠等证。

**【注意事项】** ①虚寒证及阴性外疡忌服。②多食令人气喘。③久食之,发虚弱,损阳气,消精髓。

# 板蓝根

板蓝根为一年生或二年生草本植物,长于山地林园较潮湿的地方。多分布于长江流域,现全国各地均有栽培。

板蓝根适应性极强,对土壤和环境要求不严,耐寒、喜温暖,是深根植物,宜种植在土层深厚、疏松肥沃的沙质壤土上,忌低洼地,易烂根,故雨季注意排水。

【别名】 菘蓝、山蓝、大蓝根、马蓝根。

【药用部位】 本品为十字花科植物菘蓝的干燥根。

【种植技术】 盆栽可选用种子繁殖法。盆栽板蓝根主要掌握施肥、浇水、防病虫害等项。

1. 栽植 用种子繁殖。可分春播和夏播,春播3~4月,夏播5~6

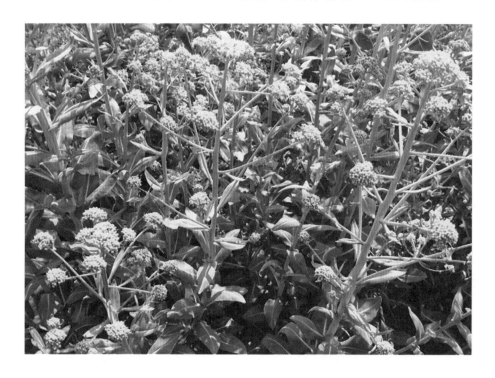

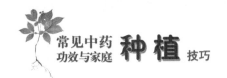

月,方法相同,播种时先于花盆内挖2 cm左右的浅坑,将种子均匀撒入坑内,覆土1 cm,稍加填压并适当浇水。温度适宜时,播种后7～10日即可出苗。

2. 肥水管理 根据植株生长情况,适当追肥,多雨季节应及时排水,避免烂根。如遇干旱天气,可在早、晚浇水,切忌在阳光暴晒下进行。

**【性味功效】**

性味:苦,寒。

功效:清热解毒,凉血利咽。用于瘟疫时毒,发热咽痛,温毒发斑,痄腮,喉痹,烂喉丹痧,大头瘟疫,丹毒,痈肿。

**【注意事项】** ① 体虚而无实火热毒者忌服。② 脾胃虚寒者慎用。

# 野 菊 花

野菊花为菊科多年生草本植物,野菊花头状花序的外形与菊花相似。植物生于山坡草地、灌丛、河边水湿地,海滨盐渍地及田边,路旁及岩石上。现全国各地均可栽植。野菊花不仅具有很好的观赏价值,更具有很高的药用价值,在我国药用历史悠久,《神农本草经》等众多古籍均有记载。野菊花味道清香略带苦涩,具有清热除湿、解毒、消肿止痛的功效。

喜凉爽湿润气候,耐寒。以土层深厚、疏松肥沃、富含腐殖质的壤土栽植为宜。野生多见于山坡草地、灌丛、河边水湿地、海滨盐渍地及田边、路旁。

**【别名】** 野菊、野黄菊花、苦薏。

**【药用部位】** 菊科植物野菊的干燥头状花序。

**【种植技术】** 家庭种植野菊花常采用扦插或分株。主要掌握施肥、浇水、修剪、病虫害防治。

1. 栽植 扦插繁殖:4月下旬至5月上旬截取母株的幼枝作插穗,

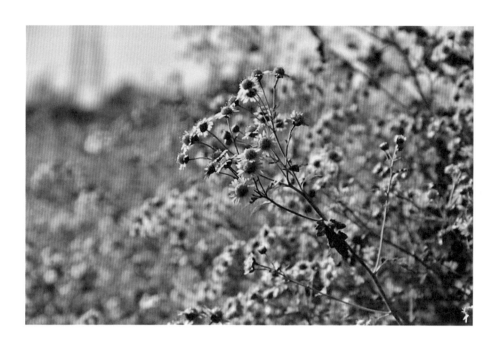

随剪随插,插穗长10～12 cm,顶端留2片叶,除去下部2～3节的叶片,插入盆土中5 cm,顶端露出3 cm,覆土压实,浇水。扦插后要遮阴,经常浇水保湿,松土除草,每隔半月施有机肥1次,15～20日生根。分株繁殖:11月选优良植株,收花后割除残茎,培土越冬。4月中下旬至5月上旬,待新苗长至15 cm高,选择阴天,挖掘母株,将健壮带有白根的幼苗,适当剪去枝叶,剪去顶端,用利刃或修枝剪把叶丛之间相连的地下茎断开,即可分成数株分开栽种,栽种后填土压实并浇水即可。

2. 肥水管理　野菊花喜肥,但应控制施氮肥,以免徒长,遭病虫危害。一般在幼苗成活后施稀有机肥或尿素,开始分枝时再施有机肥及腐熟饼肥。浇水:生长前期少浇水,9月孕蕾期注意防旱,应多浇水。雨季要排除积水,以防烂根。

3. 修剪　每个育苗盆内只能栽1株,修剪时留4个侧枝,分别将其引向4根支竿进行造型,可作为花卉观赏。在整形中必须将野菊花丛生的枝叶打掉,以增强整形效果。可在株高10 cm左右,将枝条密集的细弱枝及叶片丛生的大叶采摘下来,如需多次采摘,可在植株枝条长到

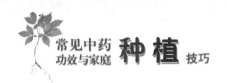

15 cm左右时摘心,这样有利于腋芽萌发和侧枝生长。苗高30～40 cm
进行第一次打顶,第2次在6月底,第3次在7月中旬。

【性味功效】

性味:苦、辛、微寒。

功效:清热解毒,泻火平肝。用于疗疮痈肿,目赤肿痛,头痛眩晕。
野菊花味甚苦,清热解毒的力量很强。

【食疗药膳】

1. 石斛野菊炖水鸭

食材:石斛20 g,野菊花5 g,水鸭半只,猪瘦肉150 g,生姜3片。

制法:石斛、野菊花分别洗净,水鸭宰洗净,去内脏,尾部,切块,并置
沸水中稍滚片刻,再洗净(即"氽水"),猪瘦肉洗净,切块,与生姜一起
放进炖盅内,加入冷开水1 500 ml(约6碗量),加盖隔水炖约两个半小
时便可,进饮时调入适量食盐。此量可供3～4人用。

功效:益胃生津,清热疏风,明目养肝。

2. 野菊花炒肉片

食材:野菊花及嫩茎叶(洗净,去苦味,切段)200 g,猪肉片400 g,
料酒、精盐、味精、酱油、葱花、姜丝各适量。

制法:猪肉片加入料酒、精盐、味精、酱油、葱花、姜丝腌渍10分钟。
锅烧热,倒入猪肉煸炒入味后,投入野菊花炒至入味,即可出锅食用。

功效:清热解毒,润燥明目。

【注意事项】 脾胃虚寒者、孕妇慎用。

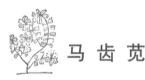 马 齿 苋

马齿苋为一年生草本植物,全株无毛。花期5～8月,果期6～9月。
为药食两用植物。因宽叶苋叶大而肥厚,家庭种植时宜选用宽叶苋。家
庭种植马齿苋,安全、卫生,采食方便。

喜高温高湿,耐旱耐涝,有向阳性,适应性强。发芽温度为20℃以上,最适温度25～30℃,随着温度的升高,生长发育会加快。虽对土壤要求不严格,但宜选用保水力良好的砂质壤土栽培。

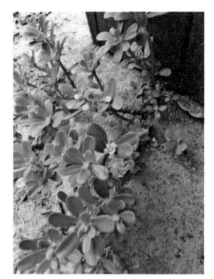

【别名】 马齿草、马苋、马齿菜。

【药用部位】 马齿苋科植物马齿苋的干燥地上部分。

【种植技术】 家庭种植马齿苋多采用压条或播种两种繁殖方法。

1. 栽植 用于栽培马齿苋的花盆不宜过小,口径35～40 cm的泥盆最为适宜。马齿苋生长强健,对土壤要求不很严格。但选用疏松、肥沃、保水性良好的砂质壤土栽培,生长加快,茎叶幼嫩,品质特佳。压条栽培时,将植株较长的茎枝压倒,每隔3节用湿土压1个茎节,压土处的茎节生根后与主体分开,形成新的植株。播种繁殖要待气温超过15℃时进行:播种前,先将盆土浇透水,待水渗下后,将种子与细沙混匀后撒播,随后覆盖0.5 cm厚过筛细土。生长期间,要保持土壤湿润。

2. 肥水管理 追肥需薄肥勤施,每周1次,最好施用颗粒复合肥。酌情适当浇水。

【性味功效】

性味:味酸,性寒。

功效:清热解毒,凉血止血,止痢。用于热毒血痢,痈肿疔疮,湿疹,丹毒,蛇虫咬伤,便血,痔血,崩漏下血。

【食疗药膳】

1. 马齿苋薏苡仁粥

食材:马齿苋50 g,薏苡仁50 g,粳米100 g。

制法:先将马齿苋水煎取汁,薏苡仁与粳米各50 g洗净后,入锅内煮

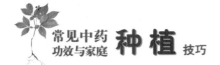
粥,待粥浓稠时加入适量的白糖调味食用。

功效:清热利湿,健脾和胃。适用于脾虚泄泻、痛风、水肿、白带以及脚气病、青春痘等病症。

2. 凉拌马齿苋

食材:鲜嫩马齿苋500 g,蒜瓣适量。

制法:将马齿苋去根、老茎,洗净后下沸水锅,焯水后捞出;用清水洗净黏液,切段放入盘中;将蒜瓣捣成蒜泥浇在马齿苋上,倒入酱油,淋上麻油,食时拌匀即成。

功效:具有清热止痢、乌发美容的功效。可作为湿热痢疾、白癜风患者和因缺铜元素而造成白发患者的辅助食疗。

3. 马齿苋炒黄豆芽

食材:马齿苋100 g,黄豆芽250 g,精盐,味精,酱油,湿淀粉各适量。

制法:马齿苋和黄豆芽分别去杂洗净。炒锅上油,放入黄豆芽翻炒,炒至七成熟时,放入用沸水焯过的马齿苋,再加入适量清水焖熟,加适量精盐、味精、酱油调味,再用湿淀粉勾芡即可食用。

功效:清热解毒,利水去湿,散血水肿,补脾益气,养颜嫩肤。

4. 马齿苋绿豆汤

食材:新鲜马齿苋30 g,绿豆50 g。

制法:把新鲜马齿苋洗净,一同加入绿豆炖至熟烂,煎汤服食。

功效:治疗痢疾、肠炎、腹痛便脓血等病痛,有清热解毒的作用。

【注意事项】 ① 脾胃虚弱、腹部受寒腹泻者忌用。② 不宜与甲鱼同食。③ 孕妇禁用。

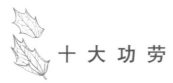

# 十 大 功 劳

十大功劳为灌木。花期7～9月,果期9～11月。十大功劳开黄色花,果实成熟后呈蓝紫色,叶形秀丽,叶色艳美,外观形态雅致,其独特风

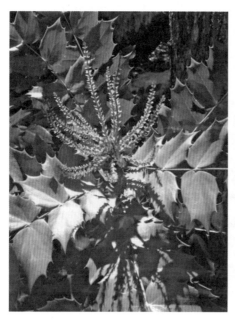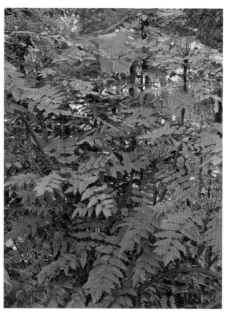

采可供人观赏。可做盆栽,将盆栽放在门厅入口,会议室、招待所、会议厅等处,使人觉得清幽可爱。可供园林种植及药用。

喜温暖湿润的气候,性强健、耐荫、忌烈日暴晒,有一定的耐寒性,较抗旱。喜排水良好的酸性腐殖土,极不耐碱,怕水涝。土壤要求不严,适宜在疏松肥沃、排水良好的沙质土壤上生长。

【别名】 老鼠刺、猫刺叶、黄天竹、土黄柏。

【药用部位】 小檗科植物阔叶十大功劳或细叶十大功劳的干燥茎。

【种植技术】 采用播种、扦插、分株繁殖均可。播种,种子采后即可进行。家庭种植以扦插繁殖为主。

1. 栽植 随着根蘖条的抽生和栎丛不断扩充,可2年翻盆一次,逐渐换入大盆。硬枝扦插可在2~3月进行。嫩枝扦插可于梅雨季节进行。扦插后要及时遮阴,适量浇水。春秋两季均可移植,植株需留宿土或带土球。

2. 肥水管理 春夏生长期要追肥数次,施以磷钾肥为主的有机肥、骨粉或腐熟的豆饼肥,以利开花结实。入冬前施一次较浓的饼肥作为基

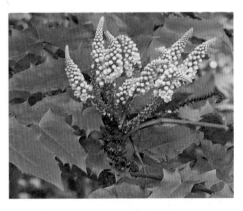

肥。十大功劳喜湿润，平时要勤浇水，保持盆土湿润状态，但不宜积水。一般在春夏生长期可适当多浇，以利发芽抽梢；夏季坚持早晚浇水，并喷叶面水，使叶片湿透；冬季则宜在中午前后浇水，忌浇晚前水，以免冻伤根系。

3. 修剪　可在春季萌发前修剪枯枝败叶，整理树形。平时可随时进行修剪，剪去萌生枝条及过密枝条，以保持一定树形。

**【性味功效】**

性味：苦，寒。

功效：清热燥湿，泻火解毒。用于湿热泻痢，黄疸尿赤，目赤肿痛，胃火牙痛，疮疖痈肿。

**【注意事项】**　脾胃虚寒者慎用。

# 紫　苏

紫苏为唇形科一年生草本植物。具有特异的芳香，嫩枝紫绿色，断面中部有髓，气清香，味微辛。紫苏在中国种植应用约有近2 000年的历史，主要用于药用、油用、香料、食用等方面，其叶（苏叶）、梗（苏梗）、果（苏子）均可入药，嫩叶可生食、做汤，茎叶可腌渍。中国华北、华中、华南、西南及台湾省均有野生种和栽培种。

喜温暖、湿润气候，在阳光充足的环境下生长旺盛。以疏松、肥沃、排灌方便的壤土栽培为宜。

**【别名】**　苏叶、紫苏叶、苏梗、赤苏。

**【药用部位】**　紫苏叶：唇形科植物紫苏的干燥叶（或带嫩枝）。紫

苏子：唇形科植物紫苏的干燥成熟果实。紫苏梗：唇形科植物紫苏的干燥茎。

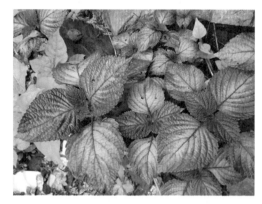

【种植技术】 紫苏喜温暖，既可直播，也可育苗后移栽，家庭种植可采用直播方法。

1. 栽植 选择20 cm左右的塑料盆，盆土用8份熟菜园土、1份腐熟有机肥、1份复合肥混合配制装盆。每盆播1穴，3粒种子，播后覆土，浇足出苗水，出苗后如土壤板结，应松土一次，经30～40日定苗，每盆留1株健壮苗。

2. 肥水管理 夏季是紫苏生长旺盛期，故在生长旺期要有充足的水分，并追速效肥2～3次。播种或移栽后，要及时浇水。雨季注意排水，防止积水。

3. 修剪 采收嫩叶食用的，只要叶片长到一定大小随时可采摘，并随时摘除已进行花芽分化的顶端，使之不开花，维持茎叶旺盛生长，如作观赏的，应适当摘除部分茎叶，以减少茎叶消耗营养。

【性味功效】

性味：辛，温。

功效：紫苏叶：解表散寒，行气和胃。用于风寒感冒，咳嗽呕恶，妊娠呕吐，鱼蟹中毒。紫苏子：降气化痰，止咳平喘，润肠通便。用于痰壅气逆，咳嗽气喘，肠燥便秘。紫苏梗：理气宽中，止痛，安胎。用于胸膈痞闷，胃脘疼痛，嗳气呕吐，胎动不安。

【食疗药膳】

1. 紫苏粳米粥

食材：紫苏叶15 g，粳米100 g，红糖适量。

制法：先将紫苏叶洗净后切成段；再把粳米淘洗干净，放入锅内，加入适量清水，置旺火上烧沸后改用小火煮至粥熟。最后撒入紫苏叶稍煮

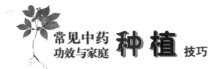

片刻,加入红糖搅匀,即成紫苏粳米粥。

功效:发表散寒,行气宽中。用于外感风寒。

2. 紫苏生姜红枣汤

食材:紫苏叶10 g,生姜3块,红枣15 g。

制法:将红枣洗净去掉枣核,把生姜切片,紫苏叶切段,三者一起放入盛有温水的砂锅中大火煎煮30分钟,再将紫苏叶和姜片捞出,改小火煎15分钟即可饮用。

功效:暖胃散寒,助消化行气。

【注意事项】 ① 温病及气弱、阴虚患者慎服。② 紫苏叶忌与鲤鱼一同食用,易长毒疮。③ 高热、虚火旺盛、血热妄行的患者禁食紫苏叶。

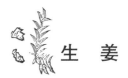 生 姜

生姜为姜的新鲜根茎。我国中部、东南部至西南部各省广为栽培。生姜为常见药食两用植物。

喜温暖湿润的气候,不耐寒,怕霜冻,怕强光直射。宜选择坡地和稍阴的地块栽培。以上层深厚、疏松、肥沃、排水良好的砂壤土至重壤土为宜。

【别名】 紫姜、生姜、鲜姜、老姜。

【药用部位】 姜科植物姜的新鲜根茎。

【种植技术】 家庭种植选用根茎(种姜)繁殖法。生长最适宜温度是25~28℃,温度低于20℃则发芽缓慢。盆栽生姜主要掌握施肥、浇水、防病虫害等项。

1. 栽植 用根茎繁殖。选择肥厚、色浅黄、有光泽、无病虫伤疤的根茎作种姜。南方于1~4月,北方于5月,取出种姜保温催芽,然后把种姜切成小块,每块保留1~2个壮芽。花盆装土九分满,将发芽的生

姜一个一个种植在花盆里面，用土盖住一大半姜身。然后再往花盆里面放土，将整个花盆装满。用水将花盆浇个通透，放入阳台上，3日后即可出芽。

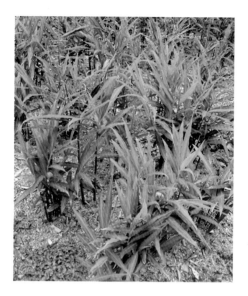

2. 肥水管理　肥料以有机肥和复合肥为主。生长期间对水分要求比较严格，不能缺水，出现泥土干结要及时浇水保湿，天气炎热每日浇一次水，天气温和三日浇一次水。

【性味功效】

性味：辛，微温。

功效：解表散寒，温中止呕，化痰止咳。用于风寒感冒，胃寒呕吐，寒痰咳嗽。

【食疗药膳】

当归生姜羊肉汤

食材：当归20 g，生姜30 g，羊肉100 g。

制法：将羊肉洗净，剔去筋膜，入沸水锅内焯去血水后，捞出晾凉，切成约5 cm长2 cm宽1 cm厚的条备用。当归、生姜用清水洗净后顺切大片，用纱布松松地包住捆扎好。取净锅（最好是砂锅）倒入清水适量，然后将切成条的羊肉放入锅内，再放入当归和生姜，先用大火煮开，打去浮沫，再用微火煮2小时左右至肉烂，加盐调味即可食用，如伴以少量温黄酒助兴，效果更佳。

功效：此为治血虚有寒的名方，血虚有寒而见腹中冷痛，妇女产后虚寒腹痛，或虚寒性的痛经，皆有较好的疗效。

【注意事项】　①注意阴虚，内有实热，或患痔疮者忌用。②久服积热，损阴伤目。③高血压患者亦不宜多食。

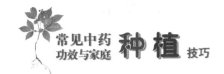
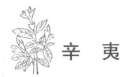

# 辛 夷

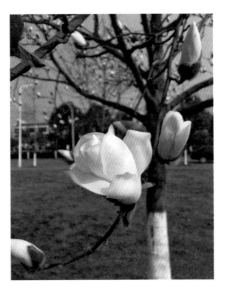

辛夷为落叶乔木，早春白花满树，艳丽芳香，为驰名中外的庭园观赏树种。上海、山东、四川、河南等地广泛栽植。不仅具有很高的观赏价值，更具有很高的药食两用价值。花蕾入药为治疗鼻渊头痛要药，花含芳香油，可提取配制香精或制浸膏，花片食用或用以熏茶。

喜温暖湿润气候，较耐寒，耐旱，忌积水，幼苗怕强光和干旱。以选阳光充足、肥沃、微酸性的砂壤土栽植为宜。

【别名】 望春花、玉兰花、木兰花、木笔花。

【药用部位】 木兰科植物望春花、玉兰或武当玉兰的干燥花蕾。

【种植技术】 常用种子、嫁接、扦插等方法繁殖。家庭种植宜采用扦插法繁殖。主要掌握施肥、浇水、修剪、防病虫害等项。

1. 栽植 在5月初至6月中旬，选择幼年树的当年生健壮枝条，长10～12 cm，留叶2片，下端切口留芽带踵。盆插后浇透水，用塑料薄膜覆盖遮阴。插条成活后，宜勤除草，注意追肥。

2. 肥水管理 辛夷喜肥，宜于2月中旬施农家肥与复合肥，于株旁开穴施下，夏季摘心与立冬前也应施适量农家肥。幼苗生长期应适当多浇水，夏季适当灌水，保持盆面土壤湿润，一般10～15日一次。雨后，应及时排除积水。生长后期，停止浇水和施用氮肥。

3. 修剪 辛夷幼树生长旺盛，必须及时修剪，否则易造成郁闭，内部通风透光不良,影响花芽形成,当定植苗高1～1.5 m时打顶,主干基部保留3～5个主枝,避免重叠,以充分利用阳光,基部主枝宜与主干距离保持约20 cm,利于矮化树冠,每主枝保留顶部枝梢,侧枝保留25 cm左右,保留中短花枝,打去长势旺的长枝,将树冠整成伞状,以内部通风透光为好。为使翌年多产新枝,宜于8月中旬摘心。

【性味功效】

性味:辛,温。

功效:散风寒,通鼻窍。用于风寒头痛,鼻塞流涕,鼻渊。

【食疗药膳】

1. 辛夷花粥

食材:辛夷花10 g,大米100 g。

制法:将辛夷花择净,放入锅中,加清水适量,浸泡5～10分钟后,水煎取汁,加大米煮为稀粥。或将鲜辛夷花洗净,切细,待粥熟时调入粥中,再煮一二沸即成,每日1～2剂,连续服用2～3日。

功效:散风寒,通鼻窍。适用于外感风寒所致的鼻塞、头痛,鼻窦炎所致的鼻塞、香臭不闻、浊涕长流等。

2. 辛夷花鱼头汤

食材:辛夷花12 g,白芷12 g,生姜15 g,鱼头2个(150 g)。

制法:将鱼头去鳃,洗净。辛夷花用纱布另包;白芷、生姜洗净。把全部用料一齐放入锅内。加清水适量,武火煮沸后,文火煮2小时,调味即可。

功效:祛风散寒,宣通鼻窍。

【注意事项】 凡气虚,阴虚火旺者忌服。

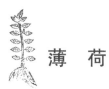

薄 荷

薄荷为唇形科多年生草本植物,茎和叶子具有清凉的香味,有药用和食用双重功效,主要食用部位为茎和叶,也可榨汁服。在食用上,薄荷

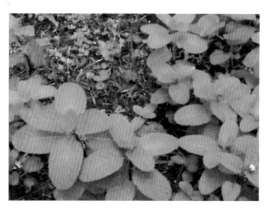

既可作为调味剂，又可作香料，还可配酒、冲茶等。炎炎夏日，在窗户边或房间里种上薄荷，不但有驱蚊效果，还有防暑降温的作用。

喜温暖、湿润的气候。根茎在5～6℃可萌发出新苗，植株生长适宜温度为20～30℃，根茎有较强的耐寒力，土壤保持一定湿度下，冬季在-20℃的地区仍可越冬。喜阳光，不宜在荫蔽处栽培，薄荷对土壤要求不严，但以疏松、肥沃、湿润的夹沙土或油沙土较好。土壤pH 5.5～6.5为宜，微碱性的土壤也能栽培。

【别名】 苏薄荷、南薄荷。

【药用部位】 唇形科植物薄荷的干燥地上部分。

【种植技术】 用种子、扦插、分枝和根茎繁殖。一般采用根茎繁殖法。

1. 栽植 在秋季收获后，使根茎留在土里，栽种前挖出，选节间短、色白、粗壮、无病虫害的根茎，切成6～10 cm长的小段作为繁殖材料，栽种期自11月至次年3月初均可，因地而异。盆栽基质可用园土、腐叶土、砻糠灰或粗砂等材料配制。

2. 肥水管理 薄荷喜湿润的土壤环境，较耐湿。生长期间应充足浇水，保持盆土湿润。但忌湿涝，盆土过湿会导致植株徒长、叶片变薄，并出现下部叶片脱落的现象，且容易遭病虫害侵染。因薄荷生长较快，应每年春季进行1次翻盆。

3. 光照 薄荷喜充足的阳光，阳光有利于薄荷香气的形成。如果将薄荷养在室内，应每隔3日移至阳光充足处放置1～2日，再移回室内。

4. 温度 薄荷喜温暖气候，生长最适宜的温度为20～30℃。同时也十分耐寒，即使冬季气温降低至2℃左右，植株开始枯萎，并进入休眠，

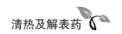

第二年也能重新从根状茎上萌发新枝生长。

5. 修剪　每年春天结合翻盆进行一次修剪,以促使枝叶生长。若植株长势不佳,需进行更新修剪,使植株恢复健壮生长。夏季因茎干过高而影响观赏时,可摘心以抑制高度。

【性味功效】

性味:辛,凉。

功效:宣散风热,清利头目,利咽,透疹,疏肝行气。用于风热感冒,风温初起,口疮,风疹,麻疹,头痛,目赤,喉痹,胸胁胀闷。

【食疗药膳】

1. 薄荷粥

食材:鲜薄荷30 g或干品15 g,粳米150 g。

制法:薄荷加清水1 000 ml,用中火煮成约500 ml,冷却后捞出薄荷,留汁。用粳米煮粥,待粥将熟时,加入薄荷汤及少许冰糖,煮沸即可。

功效:清心怡神,疏风散热,增进食欲,帮助消化。

2. 薄荷炒猪肝

食材:鲜薄荷叶30 g,猪肝250 g,黄花菜25 g,料酒、淀粉、白糖、姜、葱、盐、鸡精、素油各适量。

制法:薄荷叶洗净,切成细丝。猪肝洗净,切片,用淀粉、盐、酱油、白糖抓匀。姜切片,葱切段,黄花菜洗净,顺切成两半。炒锅置火上烧热,加入素油,烧六成热时,入适量姜、葱爆香,再入猪肝,炒变色,加入薄荷、黄花菜、盐、鸡精,炒熟即成。

功效:疏风,利水,解毒。适用于头痛、目赤、水肿、虫积食滞、便秘等症。

3. 薄荷豆腐

食材:鲜薄荷叶50 g,豆腐2块,鲜葱3条。

制法:上料加2碗水煎,待煎至水减半时即趁热食用。

功效:可治伤风鼻塞、打喷嚏、流鼻涕等病症。

【注意事项】　① 产后哺乳期忌进食薄荷,防止出现"退奶"现

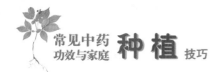

象。② 薄荷是芳香类药,煎煮时间不宜过久,否则气味挥发,药效降低。③ 病后初愈、体虚者慎用。

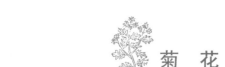

# 菊 花

菊花为多年生草本植物,为我国广泛栽植的著名观赏植物。浙江省杭嘉湖地区产的白菊花名杭菊,又名杭白菊,是白菊中的佼佼者。白菊花,不仅具有很好的观赏价值,更有很高的药用价值,《神农本草经》把菊花列为上品。现代研究表明,白菊具有养肝明目、清心补肾、健脾和胃、润喉、生津,以及调整血脂等功效。

喜温暖湿润气候,阳光充足,喜肥,忌遮阴。耐寒,稍耐旱,怕水涝,最适生长温度为20℃左右。菊花对土壤要求不严,以地热高燥、背风向阳、疏松肥沃、含丰富的腐殖质、排水良好、pH 6～8的砂质壤土栽植为宜。黏重土、低洼积水地不宜栽种。

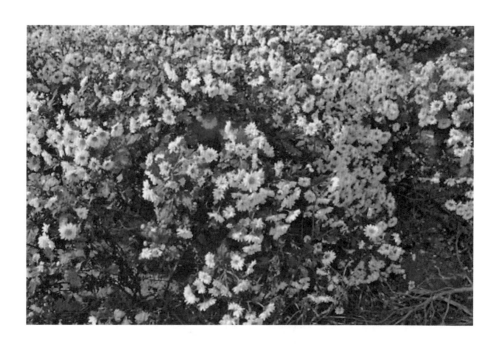

【别名】 甘菊花、杭菊、杭白菊、白茶菊。

【药用部位】 菊科植物菊的干燥头状花序。

【种植技术】 家庭种植白菊花宜选用扦插繁殖法,选用肥厚松软的土质进行扦插。需掌握施肥、浇水、修剪、防病虫害等项。

1. 栽植 扦插繁殖:截取无病虫害、健壮的新枝作为扦插条,插条长10～13 cm,适温15～18℃,土壤不宜过干或过湿。扦插时,先将插条下端5～7 cm内的叶子全部摘去,仅保留上部叶子,再将插条插入土中5～7 cm深。顶端露出土面3 cm左右,浇透水,覆盖一层稻草,约20日生根。生长期间注意除草,结合培土。苗高30～40 cm进行打顶。

2. 肥水管理 菊花喜肥,但应控制施氮肥,以免徒长而遭病虫害。一般在幼苗成活后施尿素,开始分枝时施有机肥及腐熟饼肥。生长前期宜少浇水,孕蕾期多浇。雨季要排除积水,以防烂根。盆栽菊花浇水要适时适量,即使是生长旺盛期,每日的浇水量也只需保持到白天中午蒸发所需的水量,即每日早、晚给叶片喷一次叶面水。

3. 修剪 及时摘心可促发侧枝,有效地压低株高。摘心时间和次数,因不同选形艺术而异,一般留4～7朵,菊苗定植后留4～5片叶摘心,等其侧枝长出4～5片叶时,每个侧枝再留2～3片叶进行第二次摘心。壮苗期可抹去多余的腋芽,否则消耗大量养分,且易发出许多小侧枝,使植株显得杂乱无章。孕蕾期,在顶蕾下的小枝上有时出现旁蕾,除因需要保留的外,也应及早去旁蕾,促进顶蕾肥大。

【性味功效】

性味:甘、苦,微寒。

功效:散风清热,平肝明目。用于风热感冒,头痛眩晕,目赤肿痛,眼目昏花,疮痈肿毒。白菊花味甘,清热力稍弱,长于平肝明目。

【食疗药膳】

1. 山楂菊花茶

食材:山楂片12～24 g,金银花、白菊花各10 g。

制法:将金银花、白菊花、山楂片放一起开水冲泡。代茶饮用。

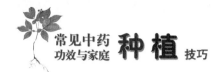
功效：解暑抑燥。可解暑降温，解口渴，治疗冠心病、胸闷、动脉硬化、高血脂等。适用于肥胖症、高脂血症和高血压患者。

2. 菊花枸杞茶

食材：白菊3朵，枸杞子7粒。

制法：将菊花和枸杞子用沸水冲泡，待茶汤颜色变深即可饮用。

功效：滋阴补肾，养肝明目。

3. 玫瑰菊花饮

食材：玫瑰花5朵，白菊12朵。

制法：用300 ml开水反复冲饮。

功效：调和肝脾，理气和胃。对心脑血管、高血压、心脏病及妇科有显著疗效。

【注意事项】 ①气虚胃寒，食少泄泻之病，宜少用之。②凡阳虚或头痛而恶寒者均忌用。

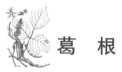

# 葛 根

葛根为豆科多年生落叶藤本植物，生于山坡草丛中或路旁较阴湿的地方，现全国各地均有栽培。葛根既是古代的救荒植物，又是一味常用的中药材。葛根富含淀粉及葛根素等有效成分，常食葛粉能调节人体机能，具有增强体质、增强机体抗病能力、延缓衰老、延年益寿、保持青春活力的功能，是一种很好的药食两用植物。

葛根生长快、易栽培、抗逆性强，具有抗寒、抗热、耐旱、耐瘠薄、抗病虫等特性，宜种植在向阳湿润的荒坡、林边。土壤以深厚、肥沃、疏松的夹沙土为好。

【别名】 葛藤、粉葛、干葛、葛麻藤。

【药用部位】 豆科植物野葛或甘葛藤的干燥根。

【种植技术】 盆栽宜选用芽节扦插的方法繁殖。盆栽葛根主要需

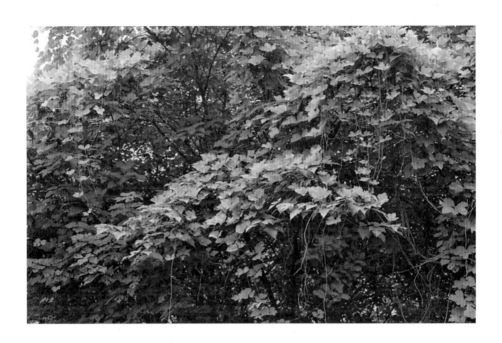

掌握施肥、浇水、搭架引蔓、修剪整蔓、防病虫害等。

1. 栽植　葛根育苗采用葛藤芽节扦插的方法。12月上旬,选取直径0.5 cm以上、木质化充分、无病虫危害和损伤的距根部1.5 m以内的带芽节健壮藤蔓,将其作为扦插种源,芽节下端留6～7 cm、上端留3～4 cm进行扦插,注意露出腋芽,芽眼朝上。扦插完毕后,覆盖1 cm厚的细粪,浇透水,保持苗床湿润。芽节扦插半个月后一般可见腋芽萌动生长,2个月后即可见新生根,3个月后新生根即可长至2 cm以上,藤蔓长至20 cm以上。

2. 肥水管理　葛根生长快,需肥量大,属喜肥植物,需在苗期及时追肥,从而充分利用春季高质量的温度和光照资源以促进苗的生长。葛苗移栽后半个月左右,葛苗移栽成活后就要及时追肥一次,可选用尿素、氯化钾、复合肥兑水浇施。当葛藤长到1.5 m以上时,不必再进行根部追肥,只需保证土壤有足够的水分以供葛苗生长即可。

3. 搭架引蔓　葛根是一种藤本攀缘植物,需要搭架供其藤蔓攀缘生长,从而促进块根膨大。当葛藤长到50 cm时,及时搭架引蔓。搭架

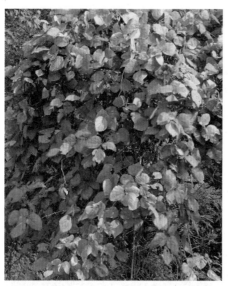

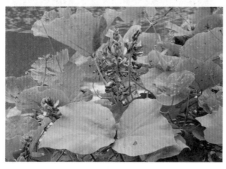

可利用竹竿或木杆,将竹竿斜插在两株葛苗之间一根,相邻两竹竿交叉为"人"形,上面放一根长竿,用绳索捆绑固定,即把葛藤引上架。

4. 修剪整蔓 葛藤生长过程中要注意修剪,修剪能够抑制藤蔓疯长,促进块根膨大。修剪整蔓时需注意两点:① 每株葛苗可留1～2条葛藤形成主蔓,葛藤长至1 m前不留分枝侧蔓,随时剪除萌发的侧蔓,促进主蔓长粗长壮,葛藤长至1 m后所萌发的侧蔓全部留着用来长叶,从而保持足够的光合叶面积。② 当所有的侧蔓生长点距根部的距离达到3 m时要摘除顶芽,抑制藤蔓疯长,促进藤蔓长粗长壮和腋芽发育,确保根部膨大所需营养。在下一年开春后,要及早修剪,每株葛根只能保留2～3条藤蔓培养形成主蔓,1 m以内不留分枝侧蔓,以防"葛头"长得过大,消耗过多养分,影响葛根膨大。

【性味功效】

性味:甘、辛,凉。

功效:解肌退热,生津止渴,透疹,升阳止泻,通经活络,解酒毒。用于外感发热头痛、项背强痛,口渴,消渴,麻疹不透,热痢,泄泻;眩晕头痛、中风偏瘫、胸痹心痛、酒毒伤中。

【食疗药膳】

1. 葛根菊花茶

食材:葛根花15 g,菊花15 g。

制法：将葛根花和菊花冲入沸水，浸泡20分钟后饮用。

功效：能够和胃止呕，用于酒醉呕吐、津伤口渴、头目眩晕等症。

2. 葛根小排汤

食材：葛根100 g，山药50 g，猪小排250 g，食盐2 g。

制法：将猪小排用沸水焯过后，将其连同葛根和山药一起先用大火煮沸，后改小火煲1小时，加入食盐调味即可。

功效：具有调节内分泌、调经养颜和补充钙质的作用。

【注意事项】 ① 葛根性凉，易于动呕、胃寒者慎用。② 夏日表虚汗多者忌。

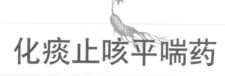

# 化痰止咳平喘药

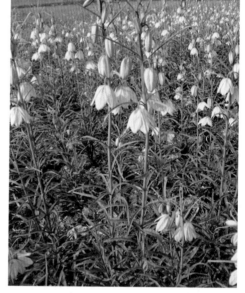

## 浙 贝 母

浙贝母具有植株高大、花大而艳丽的特点，可作为花境中优良独特的花材，也可丛植。其适于庭院种植，亦可布置花境或作基础种植，其中矮生品种适合盆栽，具备极强的观赏性。花贝母，魅力就在于顶端的花冠，以及冠生在花丛上的叶子（确切说是苞片）。贝母的花语：忍耐。因为它的花总是低头向下，人们将忍耐作为冠花贝母的花语。另一种说法认为贝母的花语是绚烂。

喜温暖湿润的海洋性气候。喜肥，适宜种植在肥沃、疏松、富含有机质的砂质壤土中。

【别名】 大贝、象贝、元宝贝。

【药用部位】 百合科植物浙贝母的干燥鳞茎。初夏植株枯萎时采挖，洗净。大小分开，大者除去芯芽，习称"大贝"；小者不去芯芽，习称

"珠贝"。分别撞擦,除去外皮,拌以煅过的贝壳粉,吸去擦出的浆汁,干燥;或取鳞茎,大小分开,洗净,除去芯芽,趁鲜切成厚片,洗净,干燥,习称"浙贝片"。

【种植技术】 6～7℃的地温适宜浙贝母出苗,10～22℃的气温最适宜植株生长,低于4℃或高于30℃时植株即停止生长。鳞茎在地下5 cm处,日平均地温10～25℃时能正常膨大,高于25℃时休眠,低于−6℃时鳞茎受冻。开花适宜气温为22℃左右,喜阳。

1. 栽植 浙贝母多用鳞茎繁殖。栽培期宜在9月前后,将鳞茎放入花盆中种植,注意芽头向上。

2. 肥水管理 在施肥之前要除一次草,使土壤疏松,肥料易吸收。贝母需要肥料的时期比较集中,仅靠出苗后追肥不能满足贝母在整个生长过程中对肥料的需求,而冬肥能在整个生长期源源不断地供给养分,因此应以迟效性肥料作为冬肥的主料。2～4月,浙贝母需水较多,若这一时期缺水,植株便生长不好,直接影响鳞茎膨大。整个生长期水分既不能太多,也不能太少。北方春季干旱,需每周浇一次水,水分过多易使鳞茎腐烂,所以下雨时应及时移入室内。

3. 修剪 适时摘花有利于鳞茎养分集中,进而促使茎杆生长,增加光合作用,从而提高药材品质。摘花应在植株顶部有1～2朵花开放时进行,且宜在晴天进行,以免雨水渗入伤口,引起腐烂。摘下的花稍经晒干后可入药。

【性味功效】

性味:苦,寒。

功效:清热散结,化痰止咳。用于风热犯肺,痰火咳嗽,肺痈,乳痈,瘰疬,疮毒。

【食疗药膳】

1. 浙贝杏仁露

食材:浙贝母10 g,杏仁8 g,冰糖15 g。

制法:先将浙贝母洗净,杏仁用水浸泡片刻,去皮、尖洗净,将浙贝

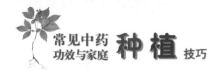
母、杏仁放入砂锅,加适量清水煮沸,加入冰糖煮30分钟,去渣留汁待凉后饮用。

功效:具有清热化痰、镇咳之功效,适于患肺炎的中老年人饮用。

2. 浙贝雪梨蒸

食材:浙贝母粉6 g,鲜梨500 g,白糖30 g。

制法:将梨去皮剖开,去核,把浙贝母粉及白糖填入,合起放在碗内蒸熟,早晚分食。

功效:清热化痰,散结解表。适用于用治咳嗽或肺痈,症见胸痛、寒战、咳嗽、发热、口干、咽燥、痰黄腥臭或脓血痰等。

【注意事项】 不宜与川乌、制川乌、草乌、制草乌、附子同用。

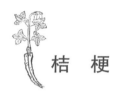

# 桔 梗

桔梗是一种常用中药,花色鲜蓝,形如悬钟,是一种6～9月间的美丽花卉。桔梗喜温暖、向阳、凉爽湿润的环境,自然界的桔梗多生于山坡、草丛间或沟旁。

喜温和气候,耐寒、喜阳光、怕风。土壤以疏松肥沃的砂质壤土为好。

【别名】 玉桔梗、白桔梗、苦桔梗、铃铛花、包袱花、道拉基。

【药用部位】 桔梗科植物桔梗的干燥根。

【种植技术】 桔梗栽培常采用种子繁殖。种子细小,属好光性种子,播后不用覆土。发芽温度在15～30℃,以20～25℃最适,15℃以下会推迟发芽,高于35℃则发芽率显著降低。也可以分株繁殖,于春、秋两季进行。

1. 栽植 盆栽桔梗培养土以沙壤土、腐叶土、园土按4∶4∶2的比例配制,并掺入腐熟的豆饼粉。江南地区宜在4月或9月播种,播后经常保持湿润,15～20日即可出苗,种后都是隔年开花。其中以4月播种较好,因为幼苗稍大,利于越冬管理。

2. 肥水管理　盆栽桔梗要控制水肥。水肥充足易使植株徒长,降低观赏价值。开花前施1～2次过磷酸钙,以使花朵色纯。桔梗苗期需水较多,可采用间歇喷雾进行育苗。花苞出现后,水分宜酌量逐渐降低,以免

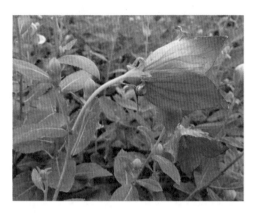

造成花茎过度柔弱,水分过多会使较高节位的花梗过长而导致花苞下垂,从而降低品质。春、秋两季一般3～4日浇一次水,夏天每日下午5时后浇一次水,冬天一般不浇水。

3. 修剪　桔梗开花后,宜适当遮阴以延长花期。终花后剪去花茎,及时追施一次腐熟的豆饼液肥,以利长根。越冬时剪去地上部分,放置在阳光充足、冬季不上冻的地方,第二年新枝会从老根处续发。一般2年翻盆一次。

【性味功效】

性味:苦、辛,平。

功效:宣肺,利咽,祛痰,排脓。用于咳嗽痰多,胸闷不畅,咽痛音哑,肺痈吐脓。

【食疗药膳】

1. 桔梗粥

食材:桔梗10 g,大米100 g。

制法:将桔梗择净,放入锅中,加适量清水浸泡5～10分钟后取汁,加入大米煮成粥即可食用,每日1次。

功效:化痰止咳,适用于肺热咳嗽、痰黄黏稠或干咳难咯等。

2. 桔梗冬瓜汤

食材:桔梗9 g,冬瓜150 g,杏仁10 g,甘草6 g。

制法:将冬瓜洗净切块,放入锅中,加入食油、食盐翻炒后加适量清

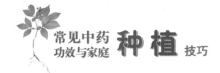

水,下杏仁、桔梗、甘草一并煎煮,煮熟之后加入葱、蒜、酱油、味精等调味即可。每日1次,佐餐饮用。

功效:适用于急性支气管炎。

**【注意事项】** ① 过敏体质者慎服。② 脾胃虚弱、阴虚久咳、咳血者应禁服。

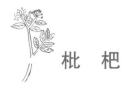

# 枇 杷

枇杷因其叶形似琵琶而得名。花期10～12月,果期第二年5～6月。对二氧化硫、醛类等有害物质有很强的吸附能力,同时其枝叶繁茂,表面粗糙多毛,具有一定的吸烟滞尘的作用,所以能有效地净化空气。

喜温暖、湿润环境,喜阳光充足,稍耐阴,不耐寒,气温低于−6℃会产生冻害。其适应性较强,对土壤要求不严,一般土壤中都能正常生长,但以含沙或砂砾较多的疏松土壤较好。

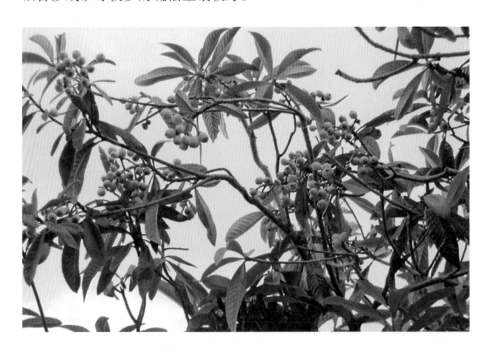

【别名】　卢橘、芦枝。

【药用部位】　蔷薇科植物枇杷的叶。

【种植技术】　以播种繁殖为主,也可嫁接。

1. 栽植　枇杷苗木粗壮,家庭种植需在较大的花盆中才能开花结果,早期可用小盆控制枇杷生长,经过2次换盆后,宜换成大口径盆以促进枇杷成花结果。一般在3月左右移栽,栽种好后浇透水,放在阴凉处数日。枇杷根系生长快,需每2～3年换盆一次,换盆一般在1～2月进行。

2. 肥水管理　枇杷生长旺盛,需肥量较大,施肥主要用有机肥液。生长期间一般每隔10日施一次肥液,10月开花前需施充足有机肥液。由于枇杷叶片较大,水分蒸发较多,故需特别注意水分的管理。春季与秋季天气干燥时,每日要浇足一次水。夏季天气炎热干燥,每日需早晚各浇一次水才能满足生长需要。

3. 修剪　修剪后主干一般高20～30 cm,修剪时注意疏枝以改善通风透光条件。枇杷开花结果后,由于花序较多,幼果也较多,故需疏果以控制结果。疏果一般在2～3月进行,每个花序保留3～5个幼果即可,多余的全部除去。

4. 越冬保果　越冬需做好防冻工作,可用塑料袋套住盆栽,冬季将其放于避风向阳处,每隔1～2日浇一次水即可。

【性味功效】

性味:苦,微寒。

功效:清肺止咳,降逆止呕。用于肺热咳嗽,气逆喘急,胃热呕逆,烦热口渴。本品炒用减少滋腻之性,多用于外感咳嗽及呕吐;蜜炙有润肺作用,多用于久咳。

【食疗药膳】

1. 枇杷叶粥

食材:取枇杷叶15 g(鲜品加倍),大米100 g,清水适量。

制法:先将枇杷叶煎汁,去渣取汁后入米煮粥。

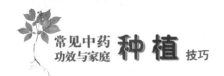

功效：本品清肺和胃，降气化痰，枇杷叶润肺养胃化痰，大米补中益气。尤适宜气阴两虚而发热的患者食用。

2. 枇杷冰糖汤

食材：枇杷12个，冰糖30 g。

制法：将枇杷去皮、核，与冰糖入锅，加适量水煎汤即可。每日1剂，连服5日。

功效：治咳嗽。

【注意事项】 ① 脾胃功能弱、肺寒咳嗽者禁服枇杷叶。② 枇杷仁含氢氰酸，有毒，故吃枇杷时忌食枇杷仁。尚未成熟的枇杷也忌食。③ 由于枇杷树型较大，适合放院子、阳台、天台等宽敞且阳光充足的地方。

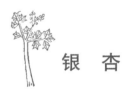

# 银 杏

银杏为落叶乔木，有"活化石"的美称。银杏的果实俗称白果，因此银杏又名白果树。银杏树生长较慢，寿命极长，自然条件下从栽种到结银杏果要20余年，40年后才能大量结果，因此把它称作"公孙树"，有"公种而孙得食"的含义，是树中的老寿星，具有观赏、经济、药用价值。

喜温暖湿润气候，喜阳、耐寒、耐旱、忌涝。在年平均温度10～18℃，冬季绝对最低气温不低于零下20℃，年降雨量600～1 500 mm的气候及土层深厚的砂质壤地中生长良好。不宜在阴坡、积水或盐分太重的土壤中栽种。

【别名】 白果、白果仁。

【药用部位】 白果：银杏科植物银杏的干燥成熟种子。银杏叶：银杏科植物银杏的干燥叶。

【种植技术】 银杏采用扦插繁殖，可分为老枝扦插和嫩枝扦插。嫩枝扦插适用于家庭或园林单位少量用苗的繁育。

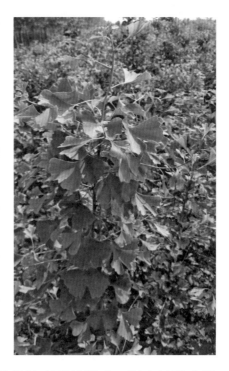

1. 栽植　在5月下旬至6月中旬，剪取银杏根际周围或枝上抽穗后尚未木质化的插条（插条长约2 cm，留2片叶），插入容器后置于散射光处，每3日左右换一次水，直至长出愈伤组织，即可移植于黄沙或苗床土壤中，但在晴天的中午前后要遮阳，叶面要喷雾2～3次，待成活后进入正常管理。

2. 肥水管理　银杏树在冬季时可施自制有机肥，如发酵的豆饼等；而进入春夏季后，银杏树也就进入了成长期，宜浇农家肥，能使叶片成长并保持青翠的绿叶。银杏树喜欢湿润的土壤，但是切忌盆土不能产生积水。银杏树在气温较高时一般选择早晚浇水，如果气温一般，且盆土湿润的话，则无需浇水。

3. 光照　它属于喜光树种，但是不能将它放在长时间阳光照射的地方，必须选择阳光短缺且通风潮湿之处。银杏树虽为耐寒树种，可是冬天时还是应该连盆埋进土里，这样才是最安全的过冬方法。

4. 修剪　银杏幼树分枝少，生长慢，应采取刻芽、短截、摘心（可提高翌年发枝量），促发分枝，并尽量少疏多留。4年生左右时，于6月下旬至7月下旬采取主干环剥或倒贴皮措施，对于促进花芽形成有明显作用，可使结果期显著提前。进入结果期后，需注意控制树冠的扩展，梳理影响内膛光照的过密枝、细弱枝，使树冠内外枝叶均匀分布，均匀结果。

【性味功效】

性味：甘、苦、涩，平。

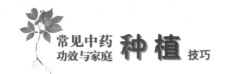
功效：白果：敛肺定喘，止带缩尿。用于痰多喘咳、带下白浊、遗尿、尿频。银杏叶：活血化瘀，通络止痛，敛肺平喘，化浊降脂。用于瘀血阻络，胸痹心痛，中风偏瘫，肺虚咳喘，高脂血症。

【食疗药膳】

1. 白果豆腐炒虾仁

食材：白果10 g，黄瓜半根，酸笋半根，香菇2朵，鲜干贝4颗，虾仁250 g，盒装豆腐半盒。

制法：豆腐切块，酸笋、黄瓜、香菇、白果洗净，虾仁去壳洗净，鲜干贝加入水淀粉、盐、酒、姜片搅拌下，放热水汆烫至半熟；葱、姜炒香后倒入所有材料，炒熟，加盐调味，加水淀粉勾芡即可。

功效：生津润燥，清热解毒，止咳平喘。

2. 白果薏苡仁莲子冬菇汤

食材：白果（干）40 g，薏苡仁160 g，莲子40 g，干香菇40 g，蘑菇（干）40 g，油皮100 g。

制法：香菇、蘑菇事先泡过，洗净，切丁；薏苡仁、莲子、香菇丁、蘑菇丁、白果肉、油皮，烫过，沥去水分；烧锅下油，把各种原料倒入锅中，加入盐、味精炒好候用；将油皮一张放在碗底，再加入一张则成为十字形，随后将炒好的原料倒在油皮上，又将另一张油皮盖在原料上，覆折好，随后放在汤锅中；注汤在锅中，用盐、味精调味，待开，倒入汤中；放入笼内炖半小时，取起，撇去汤面油，撒上胡椒粉便成。

功效：利湿健脾，轻身耐饥，消除脂肪。

3. 栗子白果桂花蜜

食材：栗子、白果、桂花、蜂蜜、枸杞若干粒。

制法：枸杞用开水泡开；栗子切成小块，白果去芯加在一起蒸熟，稍微摊凉，然后拌入蜂蜜，最后洒上桂花加点枸杞即可食用。

功效：补肾止咳。

【注意事项】 ①食用大量白果或生食易引起中毒。②咳嗽痰稠不利者慎用。③人体受外邪侵袭忌服。

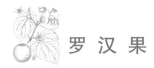

# 罗 汉 果

罗汉果为多年生藤本植物。果实绿色,茎纤细,暗紫色。卷须2分叉几达中部,种子淡黄色。花期6~8月,果期8~10月。罗汉果是中国广西桂林市著名特产,是"桂林三宝"之一。

喜在温暖、无霜期长、昼夜温差大的气候条件下生长。适宜生长气温为18~32℃,在土壤含水量25%~30%、空气相对湿度75%~85%的湿润多雾条件下,植株生长发育良好。土壤以土层深厚、富含腐殖质、疏松湿润、排水良好的壤土为宜。

【别名】 拉汗果、甜蜜果。

【药用部位】 葫芦科植物罗汉果的干燥果实。

【种植技术】 繁殖方法分播种或扦插均可。家庭种植以扦插为主。

1. 栽植 于4月或10月进行插播,最好在晴天的中午或下午取材,避开阴雨天取材可减少污染率,选择粗壮无病毒的幼嫩枝条进行常规扦插。罗汉果怕强光、怕旱,不要暴晒,注意保护。

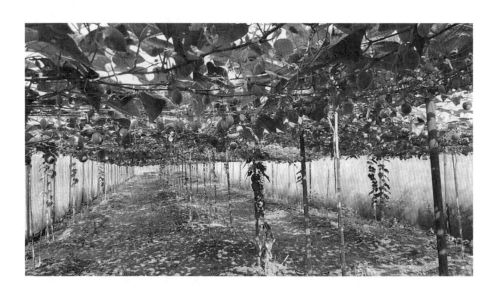

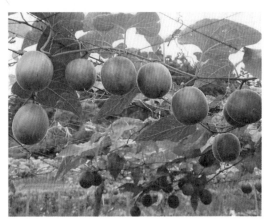 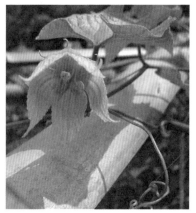

2. 肥水管理　盛花期5～7月,10～15日施肥一次,用0.5%的尿素液喷施叶面;果期是8～9月,要施壮果肥1～3次;肥料用腐熟农家肥;化肥可用钙镁磷肥;苗木生长缓慢,注意水肥供给,土壤经常保持湿润可促生长,北方盆栽时,夏季不宜暴晒,并防止盆内积水,温度低于5℃时应进房,并控制浇水。

3. 光照　罗汉果是喜阳性植物,一般放在室外种植,如果是盆栽的可放在阳台种,这样容易开花结果,如果长期放在室内会因光合作用不足产生不易开花结果的现象。

4. 修剪　生长期注意剪除侧枝,以保中心主干生长,同时修剪时注意整体树形,树形不满意时可以在适当部位贴芽嫁接。

【性味功效】

性味:甘,凉。

功效:清热润肺,利咽开音,滑肠通便。用于肺热燥咳,咽痛失音,肠燥便秘。

【食疗药膳】

1. 罗汉果茶

食材:罗汉果2个。

制法:将罗汉果去壳捣碎或切成薄片,用开水冲泡代茶饮服。

功效:润肠通便、清肺利咽,适用于各种原因引起的肠燥便秘、咽喉

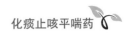

炎、失音喉痒、暑热烦渴等症。

2. 罗汉无花果茶

食材：罗汉果、无花果各20 g。

制法：将罗汉果和无花果切片，用沸水泡焖15分钟后代茶饮用。

功效：具有清肺止咳、润肠通便之功效。还可保护嗓子，对治疗风热袭肺的声音嘶哑，有较好的疗效。

【注意事项】 ① 脾胃虚寒者、梦遗、夜尿者忌服。② 晒干的罗汉果可以代茶饮，但不能长期代茶。烘干的罗汉果多饮易上火，风热咳嗽应少饮或配合其他清凉材料饮用。③ 体质极其敏感、寒凉者忌服罗汉果水。

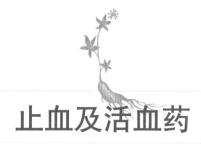

# 止血及活血药

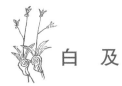

白 及

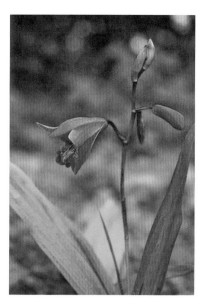

白及花期主要在春季,但因各地气候不同,晚冬至夏初都可开花。花有紫红、白、蓝、黄和粉等色,可盆栽供室内观赏,亦可点缀于较为荫蔽的花台、花境或庭院一角。

喜温暖湿润气候,不耐寒。宜选疏松肥沃的砂壤土、夹砂土和腐殖土栽培,在排水不良、黏性重的土壤上不宜栽种。

【别名】 白及。

【药用部位】 兰科植物白及的干燥块茎。

【种植技术】 家庭种植白及主要用其块茎繁殖。

1. 栽植 一般在9～10月份白及收获时,选择当年生具有老秆和嫩芽、无虫蛀、无采挖伤者作种植材料,随挖随栽。将具嫩芽的块茎分切成小块,每块需有芽1～2个,每盆栽种茎3个,平摆放置,各个茎秆靠近,芽嘴向外,成三角形错开。栽后覆土,浇透水,并放在遮阴环境下养护。

2. 肥水管理　对肥水要求较高，需遵循"淡肥勤施、量少次多、营养齐全"和"间干间湿、干要干透、不干不浇、浇就浇透"的两个肥水原则，且施肥后，晚上要保持叶片和花朵干燥。白及喜阴湿环境，生长环境的空气相对湿度要求在50%～70%，所以盆栽要经常保持湿润，遇干旱要及时浇水。7～9月干旱时，早晚各浇一次水。白及怕涝，雨季或大雨时，应将盆栽移入室内，避免烂根。

3. 修剪　白及植株矮小，压不住杂草，故要注意除草。每次除草时注意地拔，以免伤芽伤根。

【性味功效】

性味：苦、甘、涩、微寒。

功效：收敛止血，消肿生肌。用于咳血，吐血，外伤出血，疮疡肿毒，皮肤皲裂。

【食疗药膳】

1. 白及粥

食材：白及粉15 g，糯米100 g，大枣5枚，蜂蜜25 g。

制法：用糯米、大枣、蜂蜜加水煮，至粥将熟时，将白及粉加入粥中，改文火稍煮片刻，待粥汤黏稠即可。

功效：补肺止血，养胃生肌。适用于肺胃出血、胃及十二指肠溃疡出血等。

2. 白及蒸银耳

食材：白及3 g，银耳30 g，鲜蚕蛹50 g，香菜10 g，火腿肉10 g，鸡蛋清2个，鸡汤适量，味精、食盐、葱、姜末、湿淀粉各适量。

制法：将白及加水适量，煎煮1小时，去渣留药液继续煎沸至稠，倒小碗内待用。将银耳择洗净泡发，撕成小块待用。蚕蛹去皮捣成蛹泥，加白及膏、味精、食盐、葱、姜末等调料拌匀后抹入银耳中，再撒上火腿末、鸡蛋清、香菜，上屉蒸熟。将鸡汤加入调料和淀粉做成汤汁，浇在银耳上即成。

功效：润肺化痰。

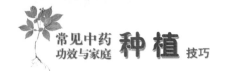
【注意事项】 ① 不宜与川乌、制川乌、草乌、制草乌、附子同用。② 外感及内热壅盛者禁服。

# 鸡冠花

鸡冠花为一年生草本植物。夏、秋季开花,花多为红色,呈鸡冠状,故称鸡冠花。花果期7～9月。一般家庭都能种植,红红火火很喜庆,而且具有较高的药用价值,可作盆栽观赏花卉来点缀庭院。

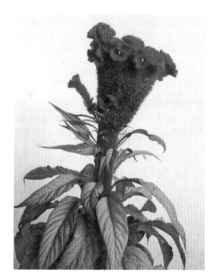

喜温暖干燥气候,喜阳光充足,怕干旱,不耐涝,喜疏松肥沃和排水良好的土壤,以排水良好的夹砂土栽培较好。

【别名】 鸡冠、鸡公花、鸡头花。

【药用部位】 苋科植物鸡冠花的干燥花序。

【种植技术】 家庭栽培时常采用种子直播繁殖,或育苗移栽。

1. 栽植 选用肥沃、排水良好的沙质壤土或用腐叶土、园土、沙土以1:4:2比例配制混合介质,上盆时注意不要散坨,栽种稍深一些,叶子尽量接近盆土面为好。如果想使鸡冠花植株粗壮,花冠肥大、厚实,色彩艳丽,可在花序形成后换大盆养育,但要注意移植时不能散坨,因为它的根部极其弱,否则不易成活。

2. 肥水管理 栽植7日后开始施肥,每隔半月施一次液肥。花序形成前,盆土要保持一定的干燥,以利孕育花序。花蕾形成后,可7～10日施一次薄液肥。种植后浇透水,以后适当浇水,浇水时尽量不要让下部的叶片沾上污泥。

3. 光照　鸡冠花喜欢阳光，开花前和开花后要将花盆放在日照良好的地方。

**【性味功效】**

性味：甘、涩，凉。

功效：收敛止血，止带，止痢。用于吐血，崩漏，便血，痔血，赤白带下，久痢不止。

**【食疗药膳】**

1. 龟胶冠花蛋汤

食材：龟胶20 g，鸡蛋150 g，鸡冠花75 g。

制法：将鸡蛋打和碗内，放上龟胶搅均匀；鸡冠花洗净，改刀成片；炒锅内放化鸡油烧熟，下鸡蛋糊炒泡，加猪肉汤、精盐，煮沸2分钟后，下鸡冠花、胡椒粉，煮熟，起锅入碗，放上香葱花25 g即可食用。

功效：有滋阴润燥、补血养血、凉血止血之功。

2. 燕窝冠花肺片汤

食材：燕窝18 g，鸡冠花60 g，猪肺300 g。

制法：将燕窝加入清水上笼蒸至燕窝炖软，再将高级清汤、精盐、料酒、姜葱汁、蒸软的燕窝、焯水后的净猪肺片都放入净锅内，置旺火上烧沸后，下净鸡冠花片烧沸、煮熟而入味，即可食用。

功效：有滋阴润燥、益脾胃、清肺热、止泻止咳、治咳血、吐血之功。

3. 冠花黄颡鱼汤

食材：鸡冠花片100 g，黄颡鱼750 g，姜片、胡椒粉、精盐若干。

制法：将净锅内放高汤烧沸，下初加工好的黄颡鱼煮沸，打净浮沫，放生姜片、胡椒粉、精盐，煮至入味，再放鸡精和净鸡冠花片，煮熟，撒上葱花，即可食用。

功效：有清湿热、防止血病、补脾胃、消水肿、利小便、防癌之功。

4. 冠花蚌肉汤

食材：净蚌肉200 g，鸡冠花片100 g，木耳片70 g，胡椒粉、料酒、姜葱汁。

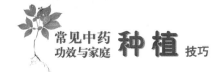

制法：在净锅内放猪肉汤、净水发木耳片、净蚌肉，烧沸后，打净浮沫，放上胡椒粉、料酒、姜葱汁煮至炖软时，再下精盐、净鸡冠花片、鸡精，煮至熟，起锅淋上香油，即可食用。

功效：有凉血止血、清热解毒、清肝明目、滋阴润燥之功。

【注意事项】　脾胃虚弱者不宜服用。

# 艾

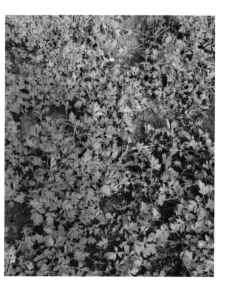

　　艾草为菊科植物艾多年生草本植物，植株有浓烈香气。全草入药，晒干捣碎得"艾绒"，制艾条供艾灸用，又可作"印泥"的原料。分布于亚洲及欧洲地区。艾草是药食同用植物，在中国南方传统食品中，有一种糍粑就是用艾草作为主要原料做成的，即用清明前后鲜嫩的艾草和糯米粉按1∶2的比例和在一起，包上花生、芝麻及白糖等馅料（部分地区会加上绿豆蓉），再将之蒸熟即可。在广东东江流域，当地人在冬季和春季采摘鲜嫩的艾草叶子和芽，作蔬菜食用。家庭种植有绿化家居的作用。

　　喜温暖湿润气候，耐旱，耐荫。以疏松肥沃、富含腐殖质的壤土栽培为宜。

【别名】　艾、艾蒿、家艾。

【药用部位】　菊科植物艾的干燥叶。

【种植技术】　种植要求日照充足、通风良好、排水良好的沙质壤土为佳，利于生长，主要以根茎分株进行无性繁殖为主，需要注意分株的时间。但也可用种子繁殖。

1. 栽植　种子繁殖：一般种子繁殖在3月份播种，播种后覆土不宜太厚，以0.5 cm为宜或以盖着种子为度，覆土太厚种子出苗难，出苗后注意松土除草和间苗。根茎繁殖：栽种期通常在早春，最好在芽苞萌动前，挖取多年生地下根茎，将全根挖出，选取嫩的根状茎，掰成10～12 cm长的节段平放于盆内，再覆土镇压，及时浇水，出苗后要注意及时松土除草和追肥。

2. 肥水管理　每年松土除草，施肥2～3次，一般在5、7、9月，施肥以农家肥为主。栽培3～4年后，老株要重新栽种。

**【性味功效】**

性味：辛、苦，温。

功效：温经止血，散寒止痛；外用祛湿止痒。用于吐血，衄血，崩漏，月经过多，胎漏下血，少腹冷痛，经寒不调，宫冷不孕；外治皮肤瘙痒。醋艾炭温经止血，用于虚寒性出血。

**【药膳食疗】**

1. 母鸡艾草汤

食材：老母鸡1只，艾草15 g。

制法：将老母鸡洗净，切块，同艾草煮汤，分2～3次食用。经血期连服2～3剂。

功效：补气摄血，健脾宁心。适用于体虚不可摄血而致月经过多、心慌怔忡、失眠多梦、少腹冷痛者。

2. 艾叶粥

食材：艾叶10 g，大米100 g，白糖适量。

制法：将艾叶择净，放入锅中，加清水适量，浸泡5～10分钟后，水煎取汁，加大米煮粥，待熟时加入适量白糖，再煮一二沸即成，每日1剂。

功效：温经止血，散寒止痛，适用于寒性出血、下腹冷痛、月经不调、经行腹痛、带下等。

**【注意事项】**　① 阴虚血热者慎用。② 有小毒，不可过量服用。③ 血热为病者禁用。④ 阴虚火旺，血燥生热，及宿有失血病者禁用。

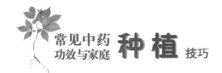

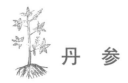 丹 参

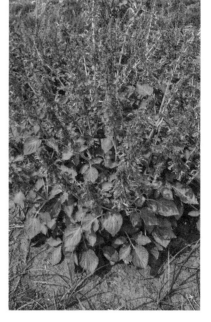

丹参为多年生草本植物。高30～80 cm。根细长，圆柱形，外皮朱红色。以条粗、色紫红色为佳。花期5～7月，果期8月，一般5月开花，秋后收获。

喜温和湿润气候，耐寒，适应性强。以地势向阳、土层深厚、中等肥力、排水良好的砂质壤土栽培为宜。

【别名】 红根、紫丹参、酒丹参、赤参。

【药用部位】 为唇形科植物丹参的干燥根和根茎。

【种植技术】 分为分根繁殖、扦插繁殖和种子繁殖3种。四川产区多采用分根繁殖，华北、江浙地区多采用扦插繁殖。种子繁殖分育苗移植和直播，家庭栽种丹参一般直接购买丹参苗或种子。

1. 栽植 家庭种植丹参需用较大的花盆，每盆种3～4株苗，覆土盖过整个丹参幼苗，放于阳光充足处即可。用种子繁殖时，因种子细小，故盖土宜浅，以见不到种子为宜。丹参种子萌发对湿度要求较高，种子发芽前，土壤干后立即浇水。

2. 肥水管理 丹参需肥量大，注意不同时期及时追肥。播种时施足基肥，为丹参苗壮生长积累养分，基肥以农家肥为主，如堆肥、圈肥、作物秸秆、绿肥等。另外，生长期需根据丹参生长情况合理追肥。因丹参耐旱不耐涝，故平时不需经常浇水。

3. 光照 放在明亮通风处，同时避免阳光直射。发芽后，需保持幼苗每日2小时的散光日照,气温高于35℃时放回室内,以18～28℃的环境温度为宜。

【性味功效】

性味:苦,微寒。

功效:活血祛瘀,通经止痛,清心除烦,凉血消痈。用于胸痹心痛,脘腹胁痛,癥瘕积聚,热痹疼痛,心烦不眠,月经不调,痛经经闭,疮疡肿痛。

【食疗药膳】

1. 丹参煮田鸡

食材:丹参15 g,田鸡250 g,调味品适量。

制法:将田鸡去皮洗净,放入药罐中,加清水适量与丹参同时浸泡片刻,煮熟后调味,饮汤食田鸡。每日1剂,10～15日为1个疗程,连续1～2个疗程。

功效:活血化瘀,理气和胃。适用于上腹部刺痛或痛如刀割,固定不移而拒按,疼痛剧烈时可见肢凉,汗出,痛彻胸背,或见反复吐血,便黑,舌质黯紫或有瘀斑点,脉弦或细涩。

2. 山丹桃仁粥

食材:丹参15 g,山楂30 g,桃仁6 g,大米50 g。

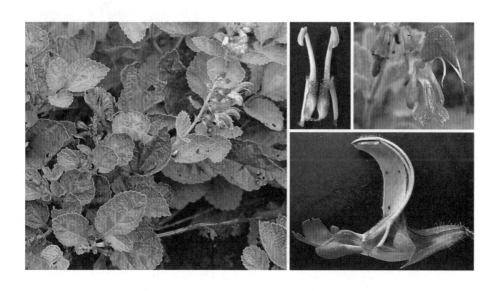

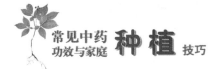
制法:将丹参择净,放入药罐中,加清水适量,浸泡片刻,煎煮15~20分钟,去渣取汁,再放山楂、桃仁及大米,加清水适量,武火煮沸,文火熬成粥即成。每日1剂,7~10日为1个疗程,连续2~3个疗程。

功效:活血化瘀,通络止痛。适用于气滞血瘀型颈椎病。

3. 川芎丹参蟹骨酒

食材:川芎20 g,丹参30 g,红花10 g,蟹骨30 g,白酒1 000 ml。

制法:将诸药择净。蟹骨洗净晒干,与丹参、川芎、红花一起放于酒瓶内,密封浸泡半个月,即可服用。每次服50 ml,每日1次,7~10日为1个疗程,连续1~2个疗程。

功效:活血消肿,化瘀止痛,续筋接骨。适用于骨折初期、血瘀疼痛、肿胀等症。

【注意事项】 ① 丹参不能与藜芦一起用。② 丹参为活血类中药,有出血倾向或出血严重者不可使用,孕妇不用或慎用。

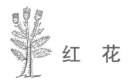 红 花

红花为菊科一年或二年生草本植物。生长期短,从播种到采收一般只需要120日。红花适应能力强,对土壤要求不严格,具有抗旱抗寒和耐盐碱的能力,栽植管理简便。中国北方及西北地区栽植。现全国地区均有分布和栽植。红花不仅可作为观赏植物,同时具有很高的药食两用价值,还可以提取红花素作为纺织染料。

喜温暖干燥气候,耐寒,耐旱,耐盐碱,耐瘠薄。发芽最适温度25℃,幼苗

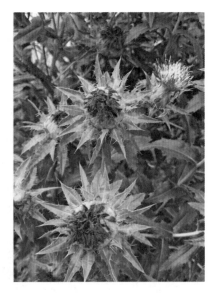

能耐−5℃。南方秋播生育期200～250日,北方春播生育期120日。以选向阳、地热高燥、土层深厚、中等肥力、排水良好的砂质壤土栽植为宜。花期忌涝。

【别名】 草红花、刺红花、红花草。

【药用部位】 菊科植物红花的干燥花。

【种植技术】 家庭种植红花采用种子繁殖。主要掌握施肥、浇水、修剪、防病虫害等项。

1. 栽植 种子繁殖:播种前用52～54℃温水浸种10分钟,转入冷水中冷却,取出晾干后播种。播种时将种子均匀播入盆内,覆土,稍加镇压,15日左右即可出苗。播种期南方秋季10月中旬至11月初,北方春季3～4月,宜早不宜迟。

2. 肥水管理 应施足基肥。基肥施用完全腐熟的堆肥或厩肥。苗期追施2次有机肥,开花前再施一次肥,可促使花蕾多而大。浇水时间,以早晨或傍晚为宜。红花在高温下浸湿2小时以上,就可能发生死亡。苗期和开花期遇旱,需要浇水保持土壤一定的湿度,多雨季节要及时排水。

3. 修剪 红花打顶可促进分枝,增加花蕾。当红花长至株高1 m左右,分枝数达20枝时,应进行打顶。打顶后必须加强肥水管理。

【性味功效】

性味:辛,温。

功效:活血通经,散瘀止痛。用于经闭,痛经,恶露不行,症瘕痞块,胸痹心痛,瘀滞腹痛,胸胁刺痛,跌扑损伤,疮疡肿痛。

【食疗药膳】

1. 红花炒虾仁

食材:红花5 g,大虾仁600 g,鸡蛋2个,花生油、料酒、盐、味精、干淀粉、鸡汤、葱各适量。

制法:将鸡蛋取蛋清,加入虾仁、干淀粉调匀,将炒锅烧热加入花生油,五成热,入虾仁拨散滑透,倒入漏勺内。再将锅放火上,倒入虾仁,加

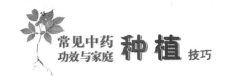

葱花、料酒、味精、红花、鸡汤适量烹炒均匀,即可食用。每日1～2次,宜于佐餐食用。

功效:有活血调经祛瘀、下乳汁之功效。适于气滞血瘀所致的痛经、腰痛或乳汁分泌不足等病症。

2. 红花莲心饮

食材:红花、莲心各15 g,冰糖适量。

制法:将红花、莲心分别洗干净,一同放入砂锅内,加清水适量,置于旺火上煮30分钟,去渣取汁,加入冰糖,再上火稍滚即成。每日1剂,可连服。

功效:有活血祛瘀、清心安神之功效。适用于瘀热所致的心神不安、失眠、烦躁等病症。

【注意事项】 孕妇忌服。

 益 母 草

益母草为唇形科益母草属一年或二年生草本植物,夏季开花。其干燥地上部分为常用中药,中国大部分地区均产,生用或熬膏用。常见生于山野荒地、田埂、草地等。在夏季生长茂盛花未全开时采摘。

喜温暖湿润气候,海拔在1 000 m以下的地区均可栽培,虽对土壤要求不严,但适宜于向阳、肥沃、排水良好的砂质土壤栽培。

【别名】 益母蒿、益母艾、红花艾、三角胡麻。

【药用部位】 唇形科植物益母草带花(未开或初开)的干燥地上部分。

【种植技术】 用种子繁殖。播种期因品种不同而异,早熟益母草秋播、春播、夏播均可,冬性益母草必须秋播。

1. 栽植 选当年新鲜的籽种,播种前将种子混入火灰或细土杂肥。幼苗生长到3～5 cm时进行间苗,保留长势旺盛的幼苗。

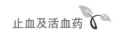

2. 肥水管理　要适当追肥,以施氮肥为佳,用尿素、硫酸铵、饼肥或人畜粪尿均可,追肥时要注意浇水,切忌肥料过浓以至伤苗。尤其是在施饼肥时,需打碎后用水腐熟透加水稀释后再施用。应注意防涝。

【性味功效】

性味:苦、辛,微寒。

功效:活血调经,利尿消肿,清热解毒。用于月经不调,痛经,经闭,恶露不尽,水肿尿少,疮疡肿毒。

【食疗药膳】

1. 益母草粥

食材:益母草一把,大米适量,红糖适量。

制法:益母草清洗干净。锅中倒入水,放入益母草用中火熬成汁,约煮半小时后,捞出益母草渣。大米洗净,放入煮好的益母草汁中,用小火煮半小时。直到粥变黏稠状时,加入红糖调匀就可以了。

功效:活血调经,用于月经不调,调理痛经。

2. 益母草红糖茶

食材:益母草60 g,红糖50 g。

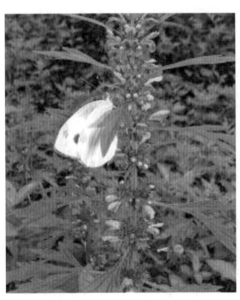

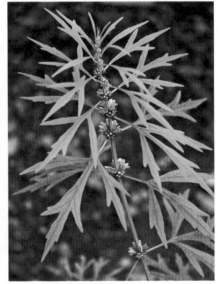

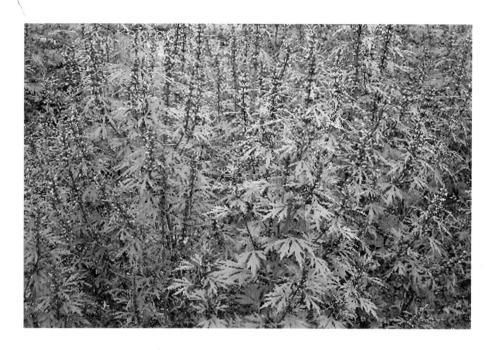

制法：先将益母草加水煎汤取 200 ml，再加入红糖。顿服，服后以热水袋暖腹。

功效：活血调经，用于月经血块、瘀血经少。

【注意事项】 ① 孕妇禁用。② 阴虚血少者忌服。③ 忌铁器。

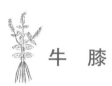

# 牛　膝

牛膝的花期 7～9 月，果期 9～10 月。夏秋时节开绿色小花，呈穗状花序，将其稍加修剪即可做成美丽的盆景，以供观赏。

喜温暖干燥气候、喜阳，不耐严寒。适宜土层深厚、疏松肥沃、排水良好的砂质壤土。

【别名】 牛膝、淮牛膝。

【药用部位】 苋科植物牛膝的干燥根。

【种植技术】 宜按当地气候来定播种期，南方一般为 7 月上、中旬，北方一般为5月下旬至6月下旬。播前需浸种,将种子用20℃温水浸泡24小时,捞出沥干后备用。

1. 栽植  将牛膝种子与细沙土拌匀,均匀撒在花盆里再覆土,覆土量以看不到种子为宜,不可过浅也不可过厚,然后镇压。通过在花盆上盖一层稻草,可以有效减少阳光照射,有助于保持土壤表层湿度,提高幼苗成活率,待出苗后即可撤去稻草。

2. 肥水管理  牛膝生长期以磷钾肥为主,前期一般不施肥。注意排涝,除幼苗期需保持土壤湿润外,后期不宜多浇水,以防地上部徒长。雨季时,应及时将盆栽搬入室内。

3. 修剪  苗高24 cm左右时,为控制主苗高度,可将苗的顶端摘除(留种的不摘),从而促进根部生长。打顶现蕾时,应及时割去顶部枝蕾,一般进行2~3次,将株高控制在45 cm左右为宜。

【性味功效】

性味:苦、甘、酸,平。

功效:逐瘀通经,补肝肾,强筋骨,利尿通淋,引血下行。用于经闭,痛经,腰膝酸痛,筋骨无力,淋证,水肿,头痛,眩晕,牙痛,口疮,吐血,衄血。

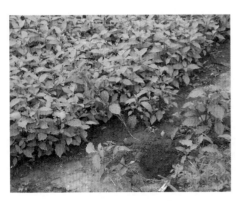

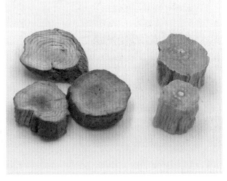

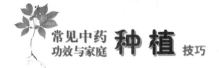
【食疗药膳】

1. 牛膝乳鸽汤

食材：牛膝10 g，乳鸽1只，淫羊藿10 g，韭菜籽12 g。

制法：乳鸽宰杀干净，去内杂、爪并洗去血水；把牛膝、淫羊藿、韭菜籽一同放入干净的纱布袋里，将口扎紧；中药袋与乳鸽一起下锅，加水浸没，先旺火煮沸，然后加入葱段、料酒、鸡汁、姜片，改用文火继续煮1小时，出锅前加盐、胡椒粉等调味。

功效：祛风解毒，补益精血，补肝肾，有利于早泄患者调养身体。

2. 杜仲牛膝汤

食材：杜仲20 g，牛膝10 g，黑豆100 g，大枣6枚，鸡腿2～4只，鸡翅膀2只。

制法：将牛膝、杜仲洗净入锅，煎汁备用。取洗净的鸡腿、鸡翅膀，剁成块，入砂锅中，加适量水、米酒、葱、生姜等，用大火煮沸，撇去浮沫，改用文火，当熬成澄清的浓汤时放入洗净的黑豆，黑豆煮软有香气后再加入大枣及药汁，继续熬煮片刻，出锅前加盐即成。

功效：补肝益肾，强腰壮膝。

【注意事项】 中气下陷，脾虚泄泻，下元不固，梦遗滑精，孕妇及月经过多者忌用。

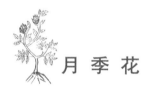

# 月 季 花

月季花被称为花中皇后，又称"月月红"。月季为常绿、半常绿低矮灌木，四季开花，一般为红色或粉色，偶有白色和黄色，可作为观赏植物，也可作为药用植物。自然花期8月到次年4月，花由内向外，呈发散型，有浓郁香气，可广泛用于园艺栽植。月季种类主要有切花月季、食用玫瑰、藤本月季、地被月季等。中国是月季的原产地之一。

适应性强，耐寒，耐旱，对土壤要求不严格，以肥沃深厚、排水良好的中性偏酸腐殖土（pH 6～6.5）较好。喜光，但过于强烈的阳光对花蕾发育不利。喜温暖，气温在22～25℃生长开花最为适宜，夏季高温对开花不利。

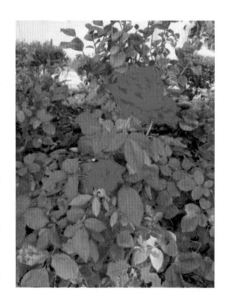

【别名】 月季、月月红、四季花、月贵花。

【药用部位】 蔷薇科植物月季的干燥花蕾。

【种植技术】 常用扦插繁殖，育苗移栽法繁殖。家庭种植月季以扦插为主，主要掌握施肥、浇水、修剪、防病虫害等项。

1. 栽植 用扦插繁殖，育苗移栽。每年在2～3月或7～8月，选健壮枝条剪成16～20 cm的插条，将枝条斜插进疏松湿润的介质中，保持土壤湿润。一般新种或移植的盆栽月季，用腐殖质且疏松的黄土即可栽植。

2. 肥水管理 施肥次数要多而及时。盆栽月季最好施入基肥，并在1～2月份月季休眠时，扒开土面2～3 cm，壅入一些农家肥、豆饼屑等作基肥。5月后是月季的生长旺季，每隔10日，要施追肥1次，到11月时便停止施肥。

3. 修剪 剪好一次枝：即在开花的同时，及时剪除盆栽月季部分过密的外围花枝、细枝、丛生枝，促使植株产生部分新的营养枝，来代替老花枝。具体做法是：当花枝上的花朵凋谢时，便将花下的3～5个节剪短，原则上是长花枝剪枝长一点，短花枝剪枝短一点。主花枝长剪，侧花枝在齐主枝的地方剪除，各主枝上的末花枝疏弱留强，进行重剪，以激发低节位主枝上萌发出长势旺盛的新枝。

【性味功效】

性味：甘，温。

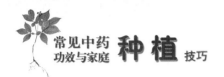
功效：活血调经，疏肝解郁。用于气滞血瘀，月经不调，痛经，闭经，胸胁胀痛。

【食疗药膳】

1. 酥炸月季花

食材：月季花100 g，小麦面粉400 g，鸡蛋200 g，牛奶200 g，发酵粉2 g，白砂糖100 g，盐15 g，色拉油50 g。

制法：在蛋黄中加入糖、牛奶，搅匀后拌入面粉、油、盐及发酵粉，轻搅成面浆；蛋白用筷子搅打至起泡后兑入面浆。花瓣加糖渍混匀半小时后，和入面浆。汤勺舀面浆于五成热的油中炸酥即可。

功效：疏肝解郁，活血调经，适用于血瘀之经期延长。

2. 月季花汤

食材：月季花50 g，冰糖30 g，黄酒10 g。

制法：将月季花洗净，加水150 ml，文火煎至100 ml。去渣取汁，加冰糖及黄酒适量。

功效：行气活血。适用于气滞血瘀、闭经、痛经等。月季花活血调经，消肿止痛。对痛经、闭经、疔毒疖肿有疗效。

【注意事项】 ① 不宜久服。② 脾胃虚寒者及孕妇慎用。③ 月季花性温，破气，血热、气虚者不宜饮用。

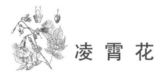

# 凌 霄 花

凌霄为木质藤本植物，老藤屈曲，古老沧桑，花朵大，色泽艳丽，盛夏开橙红色的花朵，热烈无比。

喜阳光、温暖、湿润气候，稍耐阴、不耐寒，较耐水湿，也耐干旱，并有一定的耐盐碱能力。对土壤要求不严，沙壤土和黏壤土上均能种植，但以肥沃、排水良好的土壤为佳。

【别名】 紫葳花、藤萝花。

【药用部位】 紫葳科植物凌霄或美洲凌霄的花。

【种植技术】 以扦插、压条繁殖为主,分株和播种繁殖也可。将其尽可能置于日照充足的庭院、屋顶花园、南向或西向阳台,并注意通风良好,忌置于封闭式的阳台内或开放式的北向阳台。

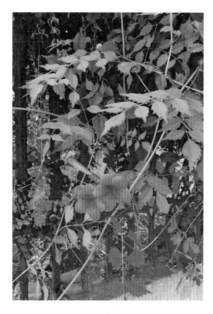

1. 栽植 栽培土可用园土：堆肥土：河沙按5：2：1的比例配制。扦插繁殖可在3～4月和8～9月进行,但以3～4月的硬枝和根插为主,取10～15 cm枝段做插穗,插入土中,20日左右可生根。8～9月取嫩枝扦插,取嫩枝上10～15 cm,带2～3节的气生根枝条做插穗,7日左右成活。

2. 肥水管理 入冬前施基肥,冬季不用施肥,春季到开花前施一次稀的氮磷钾全肥或饼肥水、堆肥水。早期管理要注意浇水,后期管理可粗放些。开花期不能太干燥,冬季置不结冰的室内越冬,入冬休眠期间需少浇水。

3. 修剪 植株长到一定程度,需搭好支架任其攀附,有3种方法：① 在盆上搭架,引其围绕盆架生长。② 置于开放式阳台上,用绳牵拉引其向上攀缘,也可让部分茎蔓自然下垂,上下连成一片,飘逸潇洒。③ 盆栽后制成树桩式或悬崖式盆景,置于阳台上或高架上。每年发芽前可进行适当疏剪,去掉枯枝和过密枝,使树形合理,利于生长。一般在早春萌芽之前进行修剪。

【性味功效】

性味：甘、酸,寒。

功效：凉血,化瘀,祛风。用于月经不调,经闭癥瘕,产后乳肿,风疹发红,皮肤瘙痒,痤疮。

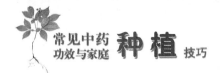

【食疗药膳】

1. 凌霄花阿胶粥

食材：凌霄花、阿胶各 10 g，糯米 50 g，红糖适量。

制法：先将凌霄花加水煎汁，去渣取汁，调入阿胶、糯米同煮成粥。每日 1～2 次，温热服。

功效：适用于血虚之经闭，面色萎黄。

2. 月季凌霄粥

食材：凌霄花 30 g，月季花 20 g，粳米 100 g，红糖适量。

制法：先将凌霄花、月季花取出杂质洗净切碎，将洗净的粳米熬煮成粥，待粥熟时，加入月季花、凌霄花、红糖，稍煮片刻即可。每日早、晚皆可食用。

功效：消肿活血，调经止痛。可以治疗瘀血肿痛、月经不调、经闭痛经等症。

【注意事项】 气血虚弱及孕妇忌服。

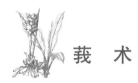

# 莪　术

莪术为多年生草本植物。株高约 1 m；根茎圆柱形，肉质，具樟脑般香味，淡黄色或白色，根细长或末端膨大成块根。

喜温暖湿润、阳光充足、雨量充沛的气候环境，怕严寒霜冻，生长适温 16～28℃，8℃以上可安全越冬，怕干旱、积水。宜在土层肥沃深厚、上层疏松、下层较紧密的砂质壤土栽培。

【别名】 蓬莪茂、蓬术、蓬莪术。

【药用部位】 姜科植物蓬莪术、广西莪术或温郁金的干燥根茎。

【种植技术】 用根茎繁殖。选择中等肥壮、长块根多、个体完整无病虫害的莪术作种用。

1. 栽植　5～6 月中下旬为宜。种植前将个大的莪术纵切成两

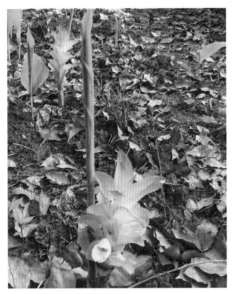
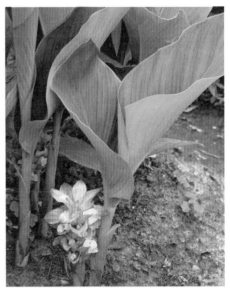

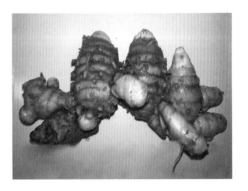

块,不要伤芽,待切面晾干后或在切口蘸上草木灰后种植。盆内施厩肥、草皮灰混合肥,施肥后盖一层土,将芽朝上种植,覆土后再盖一层稻草,浇透水。莪术出苗前要保持土壤湿润,出苗后遇旱及时浇水,及时松土除草。

2. 水肥管理　生长期施3～5次复合肥。土壤需保持湿润,浇水掌握间干间湿的原则。

【性味功效】

性味:辛、苦,温。

功效:破血行气,消积止痛。用于癥瘕痞块,瘀血闭经,胸痹心痛,食积胀痛。

【食疗药膳】

*莪术汤*

食材:莪术8 g,三七8 g,当归10 g,红枣10枚,羊肉150 g。

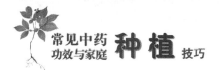
制法：将羊肉去油脂，洗净，斩块，三七切片，其他用料洗净；将全部用料放入锅内，加清水适量。文火煮1.5～2小时。调味供用。

功效：破血行气。适用于膀胱癌血瘀内结者，症见血尿反复发作。

**【注意事项】** ① 莪术有耗气伤血之弊，中病即止，不宜过量或久服。② 月经过多及孕妇忌服。

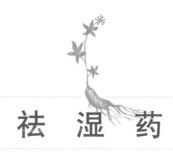

# 祛 湿 药

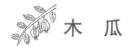 木 瓜

蔷薇科贴梗海棠的果实俗称木瓜，花期4月，果实10月，其花朵鲜润丰腴、绚烂耀目，果球形或长圆形，干燥后果皮皱缩，果实具有很高的药用价值和食用价值。

喜温暖湿润、阳光充足的环境，贴梗海棠根系发达，耐旱性强，有一定的耐寒能力。对土壤

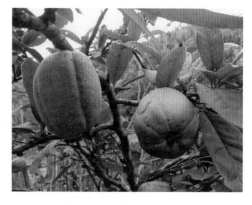

要求不严，但以疏松肥沃、排水良好的酸、中性沙质土壤为宜。

【别名】 贴梗海棠、铁脚梨、皱皮木瓜、宣木瓜。

【药用部位】 蔷薇科植物贴梗海棠的近成熟果实。

【种植技术】 繁殖主要用分株、扦插和压条，播种也可以。家庭种植以分株和扦插为主。

1. 栽植 贴梗海棠分蘖力较强，可在秋季或早春将母株掘出分割，分成每株2～3个枝干，栽后3年又可进行分株。一般在秋季分株后假植，以促进伤口愈合，翌年春天即可定植，次年即可开花。硬枝扦插与分株时期相同，在生长季中还可进行嫩株扦插，将长15 cm左右的株段，插

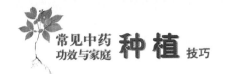
于素沙内或素土中,浇透水并保湿,一个多月后可发叶。扦插苗2~3年即可开花。

2. 肥水管理 冬季宜施足基肥,夏季最好施一次腐熟有机肥或适量的复合肥料。平时保持盆土湿润即可,在开花期间要保持盆土有充足水分。但须注意防止盆中积水,否则易烂根。

3. 修剪 用于制作盆景的贴梗海棠既可从小苗培养,也可用老树经锯截后使主干达到一定的高度,然后栽入盆中,培养新造型枝,经修剪、蟠扎、牵拉后使之成型。

4. 越冬管理 贴梗海棠比较耐寒,可在室外避风向阳处越冬。如果将花盆埋入地下或置于0℃以上的室内,为避免植株过早发芽,室内的温度最好不宜过高,最高温度不要超过10℃。

**【性味功效】**

性味:酸,温。

功效:舒筋活络,和胃化湿。用于湿痹拘挛,腰膝关节酸重疼痛,暑湿吐泻,转筋挛痛,脚气水肿。

**【食疗药膳】**

1. 木瓜粥

食材:木瓜30 g,粳米100 g,红糖适量。

制法:将木瓜和粳米洗净放入锅内,加水熬至烂熟,再加红糖适量,稍煮融化即可食用。每日早晚服,连服数日。

功效:可治小腿抽筋,脚气水肿。

2. 木瓜羹

食材:木瓜100 g,银耳15 g,北杏10 g,银杏12 g,冰糖适量。

制法:将以上食材放入锅内煲20分钟,即可食用。

功效:能养阴润肺、滋润皮肤、延缓衰老,还可以治疗燥热咳嗽、干咳无痰、痰多带血等症。

**【注意事项】** ① 不可多食,损害牙齿及骨。② 精血虚,真阴不足而至腰膝无力者不宜用。③ 伤食脾胃虚、积滞者不宜用。

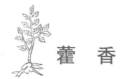

# 藿 香

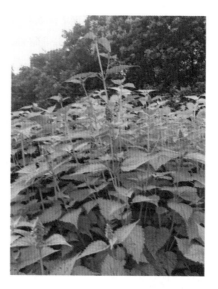

藿香为唇形科多年生草本植物，茎直立、四棱形，叶心状卵形至长圆状披针形，花冠呈淡紫蓝色，夏季可采摘叶子泡茶喝，具有祛暑湿之功效。藿香绿化带多用于在花径、池畔和庭院成片栽植。

喜高温，湿润的气候，最适宜生长在以年平均气温24～25℃环境下，气温降至17℃以下，生长缓慢，植株能耐0℃短暂低温。喜阳光，但在苗期和定植初期需适度荫蔽，一旦长出新叶和新根后即去掉荫蔽。以土质疏松、肥沃、排水良好微酸性的砂壤土栽培为宜。

【别名】 土藿香、排香草、大叶薄荷。

【药用部位】 唇形科植物藿香未开花的新鲜或干燥的地上部分。

【种植技术】 家庭栽培可用种子繁殖和扦插繁殖。

1. 栽植 种子繁殖：4月初可以播种。培养土应以园土、农肥土各半，掺入少量的腐叶土，混合均匀后过筛。将培养土装入盆内，压实后浇透水，待水渗下后，将种子均匀撒播湿土上。覆土不可过厚，以能盖严种子即可。盆土保持湿润。约10日可出小苗。扦插繁殖：藿香种子小，小苗生长缓慢。为早成型早开花，可采用扦插育苗。扦插育苗要准备大母株，一般10～11月或3～4月扦插育苗。雨天选生长健壮的当年生嫩枝和顶梢，剪成10～15 cm带3～4个节的小段，去掉下部叶片，插入1/3，插后浇水。

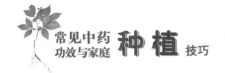
2. 肥水管理　盆土表层发白见干时应及时浇水,每次浇水要足,不能浇半截水。进入高温季节,植株生长旺季,每日浇2次水。每10~15日浇1次稀饼肥水,并适当增施磷和钾肥。这样可使植株矮化,花多色艳,提高观赏价值。藿香不耐寒,在霜冻来临前要移入室内,放置于阳光充足地方,夜间温度应在5℃以上,白天温度10~15℃便能正常生长开花,每隔3~5日浇1次水,每半月浇1次稀饼肥水。

3. 修剪　藿香花期长,要保持株型矮、紧凑,多花美观,必须进行多次摘心,一般要摘心打顶3~4次。要形成圆整的株型,各分枝顶端都能形成花蕾,同期开花,使其枝叶繁茂,花多色艳。第一批花开过后,要及时整枝修剪,一般老枝保留5~6 cm高度,上部剪掉,同时疏剪过密枝条。然后要保证充足水分和肥料,促其萌发新枝,才能叶绿花鲜。

【性味功效】

性味:辛,微温。

功效:祛暑解表,化湿和胃。用于暑湿感冒,胸闷,腹痛吐泻。

【食疗药膳】

1. 藿香代茶饮

食材:鲜藿香叶、鲜荷叶各12 g,白糖。

制法:将鲜藿香叶和鲜荷叶(干者减半)用滚开水冲泡,加入少许白糖代茶饮。

功效:适用于暑湿感冒。

2. 藿香豆腐羹

食材:藿香叶30 g,豆腐500 g,鸡丝汤,火腿,盐,味精。

制法:将豆腐切成细丁,用盐开水泡去腥味;再将藿香叶切成末。豆腐丁入锅加鸡丝汤烧开,放入藿香、盐、味精调味,勾芡出锅,撒上火腿末即成。

功效:具有消暑除湿补虚的作用。

【注意事项】　阴虚火旺,邪实便秘;胃弱欲呕及胃热作呕,中焦火盛热极,温病热病,阳明胃家邪实作呕作胀均禁用。

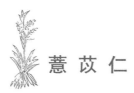

# 薏苡仁

薏苡仁为一年或多年生草本。花期7~8月,果期9~10月。其种仁称薏苡仁,营养价值很高,被誉之为"世界禾本科之王"。可煮粥、做汤,既能充饥,又有药用价值。

喜温和潮湿气候,忌高温闷热,不耐寒,忌干旱。

【别名】 薏仁、苡米、苡仁、米仁。

【药用部位】 禾本科植物薏苡的干燥成熟种仁。

【种植技术】 家庭种植用种子繁殖。

1. 栽植 为预防黑穗病,播前将种子用60℃温水浸种10~20分钟,捞出种子包好置于5%生石灰水中浸1~2日,注意不要损坏水面上的薄膜,取出以清水漂洗后播种,于3~4月播种。薏苡仁生长对土壤要求不严,除过黏重土壤外,一般土壤均可种植。

2. 肥水管理 当苗高10 cm左右时,结合灌水施有机肥;当苗高30 cm或近孕穗期时追施化肥;在开花前再施一次肥。作物生长期可根外追肥。

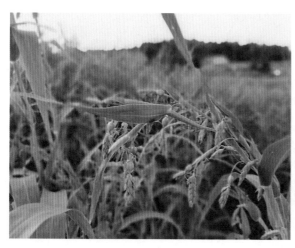

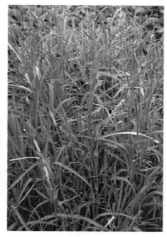

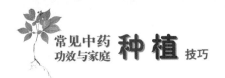
3. 修剪　平时注意除草。摘除第一分枝以下的脚叶和无效分蘖,有利于通风透光,可减少病害,减少养分消耗,促进茎杆粗壮,防止植株倒伏。

【性味功效】

性味:甘、淡、凉。

功效:利水渗湿,健脾止泻,除痹,排脓,解毒散结。用于水肿,脚气,小便不利,脾虚泄泻,湿痹拘挛,肺痈,肠痈,赘疣,癌肿。

【食疗药膳】

1. 薏苡仁赤豆粥

食材:薏苡仁50 g,赤小豆25 g,白茯苓粉20 g。

制法:将赤豆洗净浸泡半日,与薏苡仁同煮,赤豆煮烂后加入白茯苓粉再煮成粥,加白糖少许即成。每日2次温服。

功效:利水渗湿,清热解毒。用于慢性肝炎的辅助治疗。

2. 薏苡仁山药粥

食材:薏苡仁、山药各30 g,大枣12枚,小米100 g,白糖20 g。

制法:大枣洗净去核,切细条;山药研成细末;将小米洗净置于砂锅中,加入大枣、薏苡仁、山药末及适量水,用文火煨粥,粥成时加入白糖拌匀即可。

功效:健脾和胃,益气润肤,清利湿热。适用于脾胃两虚而颜面多皱者,以及脾胃功能较差的中老年人。

3. 薏苡仁冬瓜猪肉汤

食材:薏苡仁10 g,扁豆10 g,陈皮5 g,冬瓜(连皮)500 g,猪肉400 g,生姜适量。

制法:猪肉洗净切块,焯去血水备用;薏苡仁、扁豆、陈皮洗净,冬瓜(连皮)洗净切块,生姜切片;上述用料一同放入砂锅,加适量清水,大火煮沸,小火熬煮1.5小时,调入精盐即成。

功效:具有健脾祛湿的功效。

4. 薏苡仁赤豆鲫鱼汤

食材:薏苡仁30 g,赤小豆30 g,陈皮5 g,生姜3片,鲫鱼1条(约

400 g）。

制法：鲫鱼去鳞及肠肚，洗净，入油锅煎熟备用；薏苡仁、赤小豆、陈皮、生姜洗净，与鲫鱼一同放入砂锅，加适量清水，大火煮沸，小火熬煮1～1.5小时，加入适量料酒，煮沸片刻后即可食用。

功效：具有健脾、祛湿、消肿的功效。适用于脾虚水肿、脚气浮肿者食用。

【注意事项】 脾气虚弱、大便燥结及孕妇谨慎服用。

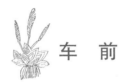

# 车　前

车前为一年生或二年生草本植物。直根长，具多数侧根。叶基生呈莲座状，平卧、斜展或直立；叶片纸质，椭圆形、椭圆状披针形或卵状披针形，叶柄基部扩大成鞘状。花序梗有纵条纹，疏生白色短柔毛；穗状花序细圆柱状。花萼无毛，花冠白色，无毛。花期5～7月，果期7～9月。

喜温暖湿润气候，较耐寒，丘陵、山区、平坝均能生长。虽对土壤要求不严，但以较肥沃、湿润的夹沙土生长较好。

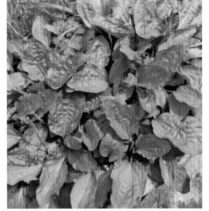

【别名】 五根草、车前实、虾蟆衣子、猪耳朵穗子。

【药用部位】 车前草：车前科植物车前或平车前的干燥或新鲜全草。车前子：车前科植物车前或平车前的干燥成熟种子。

【种植技术】 耐寒、耐旱，对土壤要求不严，在温暖、潮湿、向阳、沙质沃土上能生长良好。用种子繁殖直播或育苗移栽法。

1. 栽植 播种之前，将种子掺上细沙轻搓，去掉种子外部的油脂，

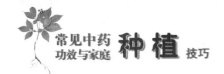
利于种子发芽。3～4月进行,撒于育苗盆中。

2. 肥水管理　选择湿润、比较肥沃的沙质土壤,施基肥。车前草出苗后生长缓慢,易被杂草抑制,幼苗期应及时除草,除草结合松土进行。生长期需除草、追肥3次。

【性味功效】

性味:甘,寒。

功效:清热利尿通淋,祛痰,凉血,解毒。用于水肿尿少,热淋涩痛,暑湿泄泻,痰热咳嗽,吐血衄血,痈肿疮毒。

【药膳食疗】

1. 车前草煲猪小肚

食材:车前草1把,猪小肚1只,赤小豆25 g,盐适量。

制法:把猪小肚翻转,用面粉、盐搓洗。然后用清水冲洗干净,去除异味。用热水氽后凉水冲洗,切条备用。洗净车前草,扎成一小结。共扎成3个小结。这样便于放入锅内。把猪小肚、车前草、赤小豆一起放入砂煲内(赤小豆由于比较硬,应提前泡一段时间,方便煮软烂),加水大火煲至水滚后,用布盖住锅盖的透气孔,小火煲2个小时。取出车前草,加盐即可食用。

功效:清热排毒,利尿通淋。民间常用以治疗膀胱炎、尿道炎、眼结膜炎、妇女因湿热所致的白带过多等症。

2. 车前草粥

食材:鲜车前草30 g,大米50 g,葱白2茎。

制法:将车前叶、葱白择净,放入药罐中,浸泡5～10分钟后,水煎取汁,加大米煮为稀粥服食,每日1剂,连续5～7日。

功效:利湿通淋,清热明目。适用于热结膀胱引起的小便不利,淋沥涩痛,肝经风热引起的目赤肿痛,视物昏花,及暑热泻泄,肺热咳嗽,痰多黏稠等。

【注意事项】　若虚滑精气不固者禁用。

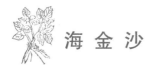

# 海 金 沙

海金沙科植物海金沙,多年生攀缘草本植物。药用部位为干燥成熟孢子,孢子成熟期为9~11月。秋季孢子未脱落时采割藤叶,晒干,搓揉或打下孢子,除去藤叶。《本草纲目》记载:"色黄如细沙也,谓之海者,神异之也。"海金沙的命名可能与其相关。海金沙一般生长于阴湿的山坡或路边的灌木丛中。

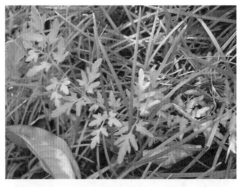

喜温暖湿润和荫蔽的环境。不耐寒,生长适温为14~22℃,越冬不低于12℃,适宜肥沃、疏松、略含石灰质的沙壤土。

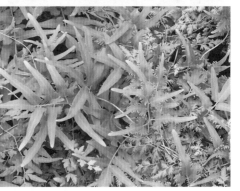

【别名】 金沙藤、左转藤、蛤蟆藤、罗网藤。

【药用部位】 海金沙科植物海金沙的干燥成熟孢子。

【种植技术】 用分株和孢子繁殖。高海拔较寒凉地区的孢子因常不成熟,故多采用分株繁殖,而低海拔、气候温暖地区采用孢子繁殖。人工栽培应设支柱并引蔓上柱,使其攀缘生长,增加光合作用面积。平均室温宜维持在白天18~22℃,夜间10~15℃,冬季室温应在12℃以上,以保持叶片呈鲜绿色,低于5℃时叶片受冻。

1. 栽植　分株繁殖:宜于春季尚未发芽时进行,切割其根状茎分栽即可。孢子繁殖:孢子成熟后,将能育叶片分批剪下,装于硫酸纸袋内,

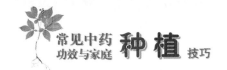

封口、放于通风干燥处,2～3日后,孢子从孢子囊中自然弹出掉入袋内,抖出叶片,立即播种。温度18～24℃时,15日左右可见到孢子萌发,见到丝状体,30～35日可见到绿色原叶体,继而发育为幼孢子体。此时应经常喷水保湿,以增加盆土湿润度和空气湿度,保持土壤表面适当水雾为好。培育5～6月,便可分批移栽。生长期间保持盆土湿润和较高的空气湿度,置半阴处养护,夏季注意遮阳。

2. 肥水管理　盆栽土壤以排水良好的富含有机质的砂质壤土为宜。生长期需保持土壤湿润和足够的空气湿度,海金沙需肥不多,苗期可追施1～2次少量氮肥,生长期间每月施一次薄肥即可,多肥易造成徒长。

3. 光照　放置室内散射光充足处,稍有直射光亦可正常生长。夏季应避免直晒。

4. 修剪　攀缘性强,叶轴伸展可长达4～5 m,故盆栽时可设立支架造型,使其攀缘,甚为美观。冬春季植物萌发前剪去干枯植株,以利来年生长。

【性味功效】

性味:甘、咸,寒。

功效:清利湿热,通淋止痛。用于热淋,石淋,血淋,膏淋,尿道涩痛。

【药膳食疗】

1. 海金沙茶

食材:海金沙15 g,绿茶2 g。

制法:将两者一同放入杯中,用沸水冲泡,加盖浸5分钟后饮服。每日晨起,空腹先饮1杯,以后可随时饮服。2个月为1个疗程。

功效:清热渗湿,利尿通淋,降火解毒。适用于肾结石、膀胱结石、排尿不畅、小便热痛、尿色黄赤、舌苔黄腻等症。

2. 金钱草海金沙猪肉汤

食材:金钱草15 g,海金沙、石韦各5 g,猪瘦肉80 g,生姜3片。

制法:金钱草、石韦稍浸泡,洗净。海金沙用煲汤袋装好,猪瘦肉洗净,切块。将汤料与生姜一起放进瓦煲或药罐内,加入清水1 500 ml,炖好后加入适量食盐便可。

功效:清利湿热、利尿排石、通淋止痛。

【注意事项】 ①肾阴亏虚者慎服。②小便不利及诸淋由于肾水真阴不足者勿服。③肾脏真阳不足者忌用。

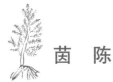

# 茵 陈

茵陈多年生草本或半灌木状,茎直立。春季幼苗高6～10 cm时采收或秋季花蕾长成至花初开时采割,除去杂质和老茎,晒干。药材茵陈为菊科植物茵陈蒿的干燥地上部分。春季采收的习称"绵茵陈",秋季采割的称"花茵陈"。

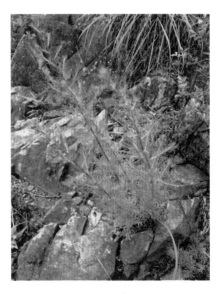

喜温暖湿润气候,适应性较强。以向阳、土层深厚、疏松肥沃、排水良好的砂质土壤栽培为宜。茵陈对土壤要求不严格,一般土壤都可以栽培,但碱土、沙土不宜栽培。

【别名】 西茵陈、茵陈蒿、绵茵陈。

【药用部位】 菊科植物茵陈蒿干燥幼嫩的地上部分。

【种植技术】 用种子、直播或育苗移栽法。

1. 栽植 播种法:一般于春季3月播种,将种子与细沙混合后,将种子均匀播入。育苗移栽法:于2月育苗,上覆细土一层,以不见种子为度。苗高6～8 cm时,要及时除杂草,待苗高10～12 cm,移栽。分株繁殖于3～4月挖出老株,分株移栽。

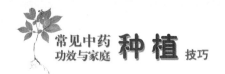

2. 肥水管理　播后1个月需进行首次松土除草和施肥,以后视情况而定,施肥主要以人粪尿和速效肥为主。

【性味功效】

性味:苦、辛,微寒。

功效:清利湿热,利胆退黄。用于黄疸尿少,湿温暑湿,湿疮瘙痒。

【食疗药膳】

1. 绵茵陈粥

食材:茵陈蒿60 g,粳米30 g,白砂糖6 g。

制法:将绵茵陈(茵陈蒿)洗净,水煎,取汁去渣;把粳米洗净,加入以上药汁,文火煮成稀粥,调入白糖即可。

功效:清热利湿、利胆退黄,用于辅助治疗急性黄疸型肝炎,胆结石属湿热者,症见面目一身俱黄,色泽鲜明,发热口渴,恶心呕吐,脘腹胀满,食欲不振,小便短黄。

2. 茵陈淡竹叶粥

食材:粳米100 g,茵陈蒿15 g,淡竹叶10 g,冰糖30 g。

制法:将茵陈、淡竹叶洗净,加水3 000 ml,煎煮约20分钟,去渣取汁。加入淘洗干净的粳米,再加水适量,先用武火烧开,再转用文火熬煮成稀粥,可加适量冰糖调味。

功效:清热利湿,平肝化痰。适用于高血压病、冠心病、黄疸型肝炎等的辅助治疗。

【注意事项】　① 非因湿热引起的发黄忌服。② 蓄血发黄者禁用。③ 热甚发黄,无湿气,两者禁用。

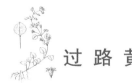 过 路 黄

过路黄为多年生蔓生小草本植物。匍匐茎细长,被灰色短柔毛,节上生根。叶肾形至圆形,直径4～25 mm,先端宽圆形或微缺,基部阔心

形,花柄短于叶柄,丝状。绿叶,开黄色小花。可以作为家庭绿化观赏。过路黄的干燥全草药材名金钱草。

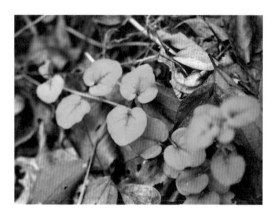

喜温暖、阴凉的湿润环境,不耐寒。适宜肥沃疏松、腐殖质较多的砂质壤土。

【别名】 过路黄、大金钱草、遍地黄。

【药用部位】 报春花科植物过路黄的干燥全草。

【种植技术】 可用种子繁殖和扦插繁殖两种方式。但因过路黄种子很小,不易采集,且幼苗生长缓慢,多采用扦插繁殖。

1. 栽植 每年3～4月,将匍匐茎(伏地横长的茎)剪下,每3～4节剪成一段作插条。选择无孔浅盆。放上混有基肥的土壤,把插条轻轻插入土里,然后覆土浇水。

2. 肥水管理 家庭种植过路黄主要施有机肥为主,每周施肥1～2次即可。首选腐熟的黄豆水作为肥料。需要经常浇水,保持土壤湿润。

3. 光照 过路黄应存放于阴凉干燥处,防止吸潮霉变。光照有利于其生长,以每日早上晒约半小时为好。

【性味功效】

性味:甘、咸,微寒。

功效:利湿退黄,利尿通淋,解毒消肿。用于湿热黄疸,胆胀胁痛,热淋,石淋,小便涩痛,痈肿疔疮,蛇虫咬伤。

【食疗药膳】

1. 金钱草粥

食材:金钱草60 g,猪腩肉60 g,大米50～100 g。

制法:金钱草煎汁去渣;猪腩肉洗净切块,将猪腩肉与大米加入药汁同煮成粥。

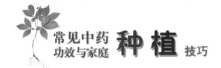

功效：清热通淋，排石通便。适用于尿路结石、小便涩痛、大便干结。

2. 金钱草砂仁鱼

食材：金钱草60 g，车前草60 g，砂仁10 g，鲤鱼1尾，盐、姜各适量。

制法：将鲤鱼去鳞、鳃及内脏，洗净，同其他3味加水同煮，鱼熟后加适量盐、姜调味，食鱼肉。

功效：治疗脂肪肝。

3. 金钱粳米粥

食材：金钱草60 g，粳米50 g，冰糖15 g。

制法：金钱草洗净，水煎取汁，粳米淘洗干净，倒入药汁，加水适量，煨煮成粥，入冰糖攒拌溶化，随宜服食。

功效：利尿通淋，清热利湿，活血消肿。

【注意事项】 ① 勿长期服用金钱草，易损伤身体的正气。② 脾虚腹泻者，忌生服金钱草。③ 体质虚寒者，如需服用金钱草，可加干姜，减轻对于身体产生的寒凉副作用。④ 皮肤过敏者，应慎用鲜品煎水熏洗。⑤ 忌烟酒以及辛辣、生冷、油腻的食物。

# 垂 盆 草

垂盆草为多年生肉质草本植物，不育枝匍匐而节上生根，结实枝直立，长10～25 cm。聚伞花序，有3～5分枝，花淡黄色无梗。生于海拔1 600 m以下山坡阳处、石隙、沟边及路旁湿润处。花期5～6月，果期7～8月。

喜温暖湿润、半阴的环境。它适应性强，较耐旱、耐寒。不择土壤，在疏松的砂质壤土中生长较佳。对光线要求不严，一船适宜在中等光线条件下生长，耐弱光。生长适温为15～25℃，越冬温度为5℃。

【别名】 三叶佛甲草、地蜈蚣草。

【药用部位】 景天科植物垂盆草的全草。

【种植技术】　可采用种子繁殖，也可采用无性繁殖，即采用枝条扦插法、分株繁殖法或压条繁殖法，极易成活。通常采用分株或扦插繁殖。分株宜在早春进行，扦插随时皆可。

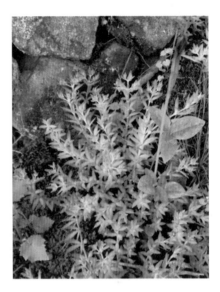

1. 栽植　扦插法：在春季或秋季从成年植株上采集垂盆草匍匐茎，将匍匐茎剪切成3～5 cm的小段，扦插在预先准备好的扦插床内，扦插后喷灌水，水要浇足，且保持在20～25℃内，10～15日即能生根。待幼根由白变为黄褐色时，开始移植。家庭种植可放置在凉棚下，缓苗3～5日，然后移到向阳处进行莳养。

2. 肥水管理　垂盆草生长速度快，需水量比较大，在具有一定遮阴条件下生长良好。生长过程中每半月少量施用一次复合化肥，施肥后要立即浇灌清水，以防肥料烧伤茎叶或根系。

3. 光照　忌强光照的环境，遇强光表现出叶片发黄的现象。

【性味功效】

性味：甘、淡、微酸、凉。

功效：清热利湿，解毒消肿，止血养血。主治湿热黄疸，淋证，泻痢，肺痈，肠痈，疮疖肿毒，蛇虫咬伤，水火烫伤，咽喉肿痛，口腔溃疡及湿疹，带状疱疹。

【药膳食疗】

1. 垂盆草茶

食材：垂盆草60 g。

制法：清洗干净后再用凉开水清洗数次，然后将垂盆草捣烂取汁，加入适量凉开水服用即可。

功效：清热解毒、消肿利尿。

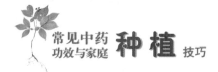
2. 红枣垂盆草茶

食材：50 g 去核红枣，500 g 新鲜垂盆草。

制法：分别清洗干净后添加 1 000 ml 水，当煎至剩下一半水的时候取出垂盆草，放入适量白糖，搅拌均匀。每日可服用多次，红枣可食用，汤汁可代茶饮。

功效：对低热烦躁、食欲不振、脾胃虚弱等有较好的疗效。

【注意事项】 脾胃虚寒者慎服。

 # 红 豆 杉

红豆杉，被人们誉为健康树，一种较为名贵的树种，具有很强的观赏性价值，其最大的特点就是不同季节拥有不同观赏性质。春夏其为绿色植物，树高而杆细，初生的红豆杉枝芽为绿色、嫩绿色。秋季的时候，其叶子会变成绿黄色，观赏性极佳。到了冬天发芽的时候，叶子细长而似

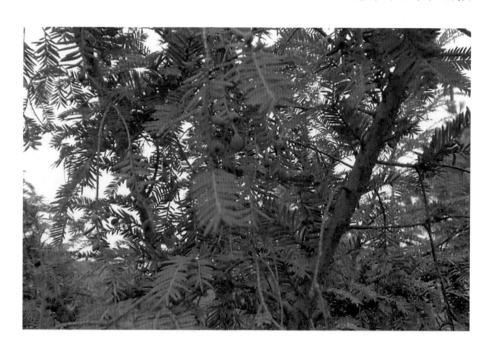

刀状。四季常绿,树形优美,摆放在庭院或者家中,都显得很有自然的气息,也比较有档次。而且在结果的时候,其果实在成熟的时候红色鲜艳。红豆杉对于苯、甲醛、尼古丁等空气中的灰尘以及有害气体都有很好的吸收效果。

耐荫树种,喜温暖湿润的气候,要求肥力较高的黄壤,黄棕壤,中性土、钙质土也能生长。

【别名】 紫杉。

【药用部位】 红豆杉科植物南方红豆杉、云南红豆杉、中国红豆杉、东北红豆杉、西藏红豆杉的枝和叶。

【种植技术】 红豆杉的繁殖方法有种子繁殖和扦插繁殖,以育苗移栽为主。育苗期要适当遮阴,保持土壤湿润。红豆杉出苗慢,有时春播后第二年才发芽。因其生长缓慢,约10年后才定植,幼苗时喜阴,成长期也喜隐蔽的环境。温室盆栽,可用腐叶土、泥炭土作盆栽用土。越冬温度应在5℃以上。扦插时间以初夏为宜,插穗为嫩枝,随剪随插,插后灌水,使插穗与土壤密接,以后应适时浇水,保持土壤经常处于湿润状态。

1. 栽植 选择1～4年生的红豆杉木质化实生枝,将插条剪为10 cm、15 cm或30 cm长的小段,在剪枝时要求切口平滑、下切口马耳形,2/3以下去叶。扦插成活率一般在85%以上。花盆选择要适当大点,盆下部要多打几个孔,主要是增强花盆的渗水性和透气性。盆栽的土壤以黄壤土最好,保水、保肥、透气,有利于红豆杉的生长。黏土虽然保水、保肥,但不透气,不利于红豆杉根系的生长发育。砂土虽透气,但保肥、保水性差,也不利于红豆杉生长。

2. 肥水管理 红豆杉适宜生在土壤肥沃、疏松、湿润、排水良好、有机质含量高的泥土中,有机质含量在3%以上生长特别良好。因此盆景土壤必须施肥,也可视情况适量施一些农家肥、饼肥(如棉籽饼、花生饼、麻饼),施肥时尽量沿盆壁施,勿接近红豆杉根部。浇水要适量,浇水次数因土壤干湿程度而定。盆栽土壤水分含量以30%～40%为宜,平时

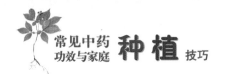
只用在叶面上喷洒一些水保持叶面湿润即可。红豆杉浇水过多过勤会引起烂根，导致死亡。注意雨水大时，室外摆放的要把多余的雨水及时排出去，以防止红豆杉在水中长期浸泡。若盆栽土壤含水量太少，也不利于红豆杉的正常生长。每年的4月初至10月底为其生长期，这期间在室外摆放的每15～20日浇水一次，在室内的每20～25日浇一次。

3. 光照　不宜全光照，夏天要适当遮光，特别是每年7～8月全光照和强光照下，叶片的叶绿素受破坏而导致幼树死亡。冬天在−20℃不需保温，但在冬眠期（当年12月初到翌年2月底）不宜浇水。红豆杉最佳的光照是每天上午7点到11点，光照4个小时左右，夏天光照时间短一些，在秋天和春天光照时间可以长一些。但无光照也影响红豆杉的光合作用和生长。

4. 修剪　红豆杉生长旺盛，耐修剪，可任意造型。同时为了保持红豆杉冠幅优美，可以适度摘除顶芽和部分侧芽。

【**性味功效**】

性味：微甘、苦、平。

功效：消肿散结，通经利尿，主要用于肿瘤、糖尿病、肾病、类风湿关节炎等症。

【**注意事项**】　①忌辛辣、酒。②忌空腹。③有小毒。

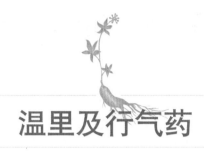

# 温里及行气药

 肉　桂

　　肉桂为亚热带常绿乔木。福建、海南、广东、广西、云南等地的热带及亚热带地区均有栽植,其中尤以广西栽植为多,常栽植于沙丘或斜坡山地。树皮是常用中药。花期6～8月,果期10～12月。

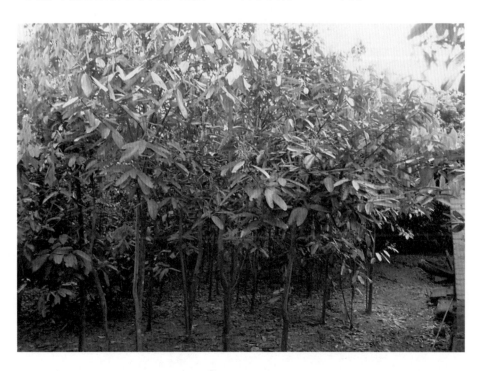

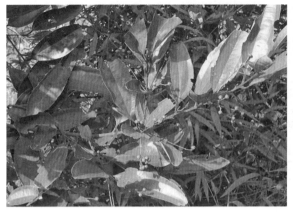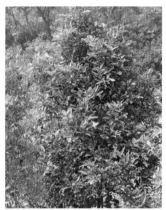

　　喜温暖湿润、阳光充足的气候，以排水良好、肥沃的砂质壤土，灰钙土或呈酸性反应（pH 4.5～5.5）的红色砂壤土为宜。要求年平均气温在18℃以上，年平均降雨量1 200 mm以上。

　　【别名】　牡桂、筒桂、官桂、大桂。

　　【药用部位】　樟科植物肉桂的干燥树皮。

　　【种植技术】　肉桂属半阴性植物，幼树喜荫蔽，要求60%～70%荫蔽度，忌烈日直晒，随着树龄的增长，逐步能耐较多阳光，成株喜阳光充足，阳光可提高结实率和促进桂皮油分充足，提升药材质量。肉桂为深根性植物，喜土层深厚，以排水良好且通透性强的肥沃酸性（pH 4.5～5.5）砂质壤土为宜。

　　1. 栽植　一般用种子育苗移栽法。在种子成熟后随采随种，或用湿沙混藏，但不得超过20日，过期则丧失发芽力。栽植时将种子埋入土壤并稍稍覆土，浇水并盖上干草，播种后20～40日即可发芽。3年后苗高约1 m时，选2～3月中的阴雨天移植。

　　2. 肥水管理　出苗后应清除杂草，架搭荫棚，防止烈日暴晒，注意经常浇水，保持土壤湿润。苗高16～20 cm时，拆除荫棚，注意灌溉及施肥，肥料可用堆肥、尿素、过磷酸钙等。施肥后及时浇水。

　　3. 修剪　每年冬、春季各进行一次修枝，主要把多余的萌蘖及靠近地面的侧枝剪去，使茎干直而粗壮。采果后，应修剪掉病虫枝、弱枝以及过密的侧枝。修枝剪下的枝条,可选作桂枝供药用。

【性味功效】

性味:辛、甘、大热。

功效:补火助阳,引火归源,散寒止痛,活血通经,温经通脉。用于阳痿宫冷,腰膝冷痛,肾虚作喘,阳虚上浮,眩晕目赤,心腹冷痛,虚寒吐泻,寒疝腹痛,痛经经闭。

【食疗药膳】

1. 肉桂姜肚

食材:肉桂5 g,猪肚200 g,生姜50 g。

制法:将猪肚洗净切丝,同切碎的生姜和研末的肉桂,一起放于碗中,加清水及食盐适量,隔水炖至烂熟,分2次服食。

功效:可补益脾胃,适用于脾胃阳虚或胃寒所致的胃脘隐痛,喜热畏寒,呕吐清水,口淡不渴,纳差腹胀等。

2. 桂皮山楂饮

食材:桂皮6 g,山楂10 g,红糖30 g。

制法:将桂皮、山楂加清水适量,武火煮沸后,转文火煮30分钟,去渣取汁,纳入红糖烊化饮服。

功效:可温胃散寒,消食导滞,适用于胃脘闷满作痛,干噫食臭之气,厌食而大便不爽等。

【注意事项】　① 阴虚火旺忌服,有出血倾向者及孕妇慎服。② 痰嗽咽痛,血虚内燥,孕妇,产后血热,四者禁用。③ 精亏血少,肝盛火起者切忌。

 小 茴 香

茴香为多年生草本植物,其果实俗称小茴香。叶子分裂成丝状,呈翠绿色,嫩茎和叶可以做馅食用,茴香的果实呈椭圆形,可以做调味香

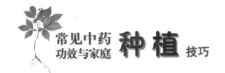

料,花期5月上中旬,果期5月下旬至6月上中旬,收获期6月中旬。茴香栽培简单,管理粗放,生长速度较快,家庭盆栽茴香可春夏观叶,秋季观花赏籽实,冬季根状亦可观赏,能与观叶赏根的花木媲美。

喜湿润凉爽气候,为长日照、半耐寒、耐旱、喜冷凉的双子叶春性作物,较耐旱但不耐涝。

【别名】 小茴、小香、茴香、怀香。

【药用部位】 伞形科植物茴香的干燥成熟果实。

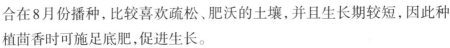

【栽培技术】 多用种子繁殖。适合在8月份播种,比较喜欢疏松、肥沃的土壤,并且生长期较短,因此种植茴香时可施足底肥,促进生长。

1. 栽植 选用40 cm左右的圆形花盆,将腐熟的堆厩肥、草灰土等用筛子筛去大颗粒和杂草等,按菜园土5份、腐熟的堆厩肥3份、草碳土2份进行充分混匀,将种子均匀地撒入盆中,家庭盆栽小茴香播种密度可以稍大一些,覆上一层薄土,用喷壶喷湿,保持盆土湿润,播后6～7日出土。

2. 肥水管理 待小苗14～20 cm要追肥,因苗初期生长以长叶为主,故应施氮肥。长至中后期开花时要施磷钾肥,虽然小茴香耐旱,但也要保持盆土的湿润。期间要进行除草,以免杂草与苗争肥。还要进行适当的松土。

3. 光照 将花盆置于向阳处,保持土壤湿润和温暖,这样有助于发芽。

4. 修剪 大概2周左右,在温度水分都适度的时候,小苗可以长到12 cm,这个时候要间苗。将过于密集的小苗中长势不佳的拔掉,如果有

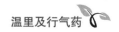

缺苗的地方要补苗,可以用拔下的苗来补充空缺。

**【性味功效】**

性味:辛,温。

功效:散寒止痛,理气和胃。用于寒疝腹痛,睾丸偏坠,痛经,少腹冷痛,脘腹胀痛,食少吐泻,睾丸鞘膜积液。盐小茴香暖肾散寒止痛。用于寒疝腹痛,睾丸偏坠,经寒腹痛。

**【食疗药膳】**

1. 小茴香粥

食材:炒小茴香30 g,粳米200 g。

制法:把小茴香装入纱布袋内扎口,入锅加水先煮半个小时或者40分钟弃药包,然后加入洗干净的粳米和适量的水同煮到熟。酌加精盐、味精调味就可以。早晨和晚上趁热服。

功效:健脾开胃,行气止痛。适用于慢性胃炎脘腹冷痛、纳差等。

2. 小茴香姜糖饮

食材:小茴香60 g,干姜15 g,红糖适量。

制法:将小茴香和干姜煎煮,红糖为引。每日3次。

功效:用于治疗脾胃虚寒,气虚下陷所导致之白带。

**【注意事项】** ① 阴虚火旺者禁止服用。② 有肺热、胃热症状者禁止服用。

 高 良 姜

高良姜为姜科植物高良姜的根茎,生于荒坡灌丛或疏林中,栽培主要分布于台湾、海南、广东、广西、云南等地。高良姜是一种广泛种植的农产品,同时具有很高的药用价值,也可用作香料。

喜温暖湿润气候。宜选择土层深厚、肥沃疏松、排水良好的沙质壤土栽培。

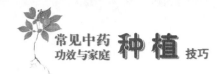

【别名】 风姜、小良姜、高凉姜、良姜。

【药用部位】 姜科植物高良姜的干燥根茎。

【种植技术】 盆栽可选用种子繁殖或根茎繁殖。盆栽高良姜主要需掌握施肥、浇水、防病虫害等项。

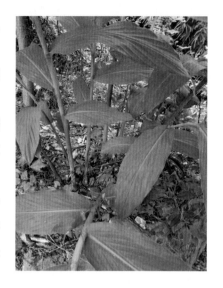

1. 栽植 种子繁殖：随采随播，一般在秋季，以8～9月上旬为好。将种子均匀撒在盆内，覆土后盖草，浇水保湿，约20日后种子发芽。根茎繁殖：选1～2年生粗壮、带5～6个芽、无病虫害、较肥硕的嫩根状茎，剪成长约15 cm的小段，每段2～3节，于春秋两季种植于盆内，覆土后稍压实，浇定根水。

2. 肥水管理 种植后约50日施水肥。干旱时浇水，以保持土壤湿润，促进植株分株和根茎生长。

【性味功效】

性味：辛，热。

功效：温胃止呕，散寒止痛。用于脘腹冷痛，胃寒呕吐，嗳气吞酸。

【食疗药膳】

1. 高良姜香附茶

食材：高良姜100 g，香附200 g，红糖适量。

制法：把高良姜、香附用水洗干净，烘干后研成末。每10 g为1包，加入适量红糖，单独存放。每次取1包用沸水冲泡，加盖焖15分钟后即可饮用。

功效：适用于慢性胃炎、气滞胃痛。可温胃止痛。

2. 高良姜香附鸡肉汤

食材：高良姜15 g，鸡肉250 g，香附12 g，红枣4枚。

制法：将鸡肉切去肥脂，放入开水中焯过后沥干备用。把全部用料放入砂锅内，加水适量，大火煮沸后再小火煮2小时，最后加入少许食盐调味即可。

功效：适用于溃疡病、肝气犯胃、寒邪犯胃、胃胀呕吐。可行气疏肝、祛寒止痛。

【注意事项】 阴虚有热者禁服。

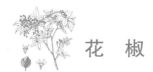

# 花　椒

花椒为落叶小乔木。果实成熟时呈红色或紫红色，果皮叫椒红，种子叫椒目，都是中药材，果皮可作为调味料，是家庭常用调味品，并可提取芳香油，又可入药，种子可以食用，也可外用。花椒树结实累累，是子孙繁衍的象征，栽种花椒盆栽意味着家庭能像花椒树一样旺盛。

喜温暖湿润气候。喜光，不耐严寒，耐旱，较耐荫，不耐水湿，不抗风。对土壤适应性较强，以土层深厚、疏松肥沃的砂质壤土中生长良好。

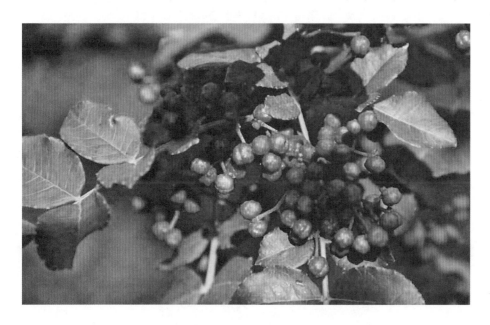

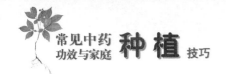

【别名】 青椒、川椒、椒红。

【药用部位】 芸香科植物青椒或花椒的干燥成熟果皮。

【种植技术】 用种子繁殖,多采用育苗移栽法。花椒的果实7~8月成熟后采收,放室内阴干,待自行开裂,取种子,放阴凉处贮藏备用。

1. 栽植 盆栽容器须渗水、透气性良好,一般以圆形为主,直径10~15 cm。配置盆土取熟化的田园土4份、河沙2份、草木灰1份,充分混合均匀后,碾细过筛。于春季取出种子,进行播种繁殖。春季出苗后及时去除杂草。待长至苗高15~20 cm时摘心,并移植上盆。栽时盆土要湿润,填土时要疏松适度,摇动盆钵。上盆时缩剪侧根,剪除烂根。栽后浇透水,放置半阴处,待生长恢复后,再移至阳光充足处。

2. 肥水管理 除基肥外,前2年一般不用施肥。从第三年开始进行追肥,一般从4月下旬花期喷尿素水溶液,待落花后再喷一次尿素水溶液。盆土宜偏干,特别是在枝叶生长高峰期,只要叶片没有明显缺水表现,就无需浇水。

3. 修剪 盆栽花椒需修剪树形,一般修剪为自然开心形、三枝杯状形等。第一年主要整形,通常采用连续抹芽、摘心,促进低分枝。采取拉、吊等方法,开张分枝角度,可用铁丝缠在果树枝条上,固定出所需树形。第二年主要任务是促果,运用拿枝、曲枝、环割等措施,抑制顶端优势,促进开花结果。结果后,每年应逐步疏除多余枝、回缩枝组,控制树形。对冠内枝条进行细致修剪,对生长一般的营养枝先行缓放,结果后缩成枝组,对有空间生长的旺枝先轻短截,第二年去强留弱,培养成枝组。

【性味功效】

性味:辛,温。

功效:温中止痛,杀虫止痒。用于脘腹冷痛,呕吐泄泻,虫积腹痛;外治湿疹,阴痒。

【食疗药膳】

1. 痛经止痛膏

食材:花椒10 g,胡椒3 g,白酒适量。

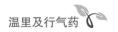

制法：两味共同研磨成细粉，用白酒调成糊状，敷在肚脐眼，外用伤湿止痛膏封闭，每日1次。

功效：治疗寒凝气滞之痛经。

2. 花椒泡酒

食材：花椒和白酒适量。

制法：适量的花椒浸泡在乙醇含量较高的白酒中。

功效：1周后使用时，用干净的软布蘸此浸液搽抹头皮，可治疗脱发。每日数次，若再配以姜汁洗头，效果更好。

【注意事项】 ① 孕妇，阴虚火旺者忌食。② 不宜多食久食。

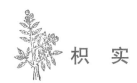

# 枳　实

酸橙幼果药用，习称枳实。酸橙为小乔木。枝叶茂密，刺多，徒长枝的刺长达8 cm。果圆球形或扁圆形，果皮稍厚至甚厚，橙黄至朱红色，油胞大小不均匀，凹凸不平，果心实或半充实，果肉味酸，有时有苦味或兼

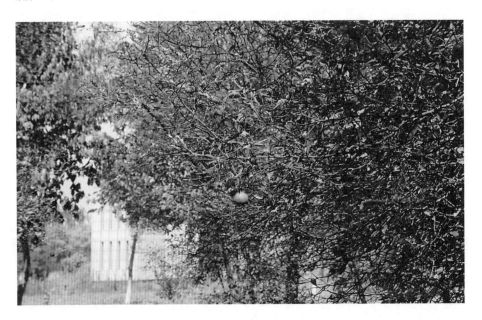

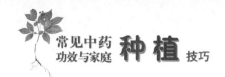
有特异气味。花期4～5月,果期9～12月。

喜温暖湿润气候。耐荫性强。耐寒、耐旱、抗病力强。

【别名】 只实、炒枳实。

【药用部位】 芸香科植物酸橙干燥幼果。

【种植技术】 用种子、嫁接繁殖。时间应选择在春季的3～4月上旬或秋末冬初的10～11月份。家庭种植多以育苗移栽法为主。

1. 栽植 花盆一般可选用美观大方、透气性较好的紫砂花盆,花盆的尺寸要与植株的大小相适应,以能使盆栽的根系较自然的舒展和分布即可。最好选择盆口直径50 cm以上的大盆栽植,采用带土移植,盆底层放碎石块后用炉渣、河沙和碎骨做底肥,再用菜园泥或稻田泥做盆土,拌加适量腐殖质较高的有机肥。用手扶直苗株,压实苗根基部的盆土,使根系与土壤紧密接触,一般盆内加土以八成满为宜,立即浇水定根。

2. 肥水管理 幼树栽种后要勤除草松土,结合施肥,以氮肥为主。结果树每年施肥3～4次,可于3月上旬、5～6月、7月下旬至8月上旬和11月各施肥1次。花谢后可施尿素进行叶面喷洒,视气候情况进行浇水,4～6月多雨季节要注意排水,7～9月干旱季节要浇水。

3. 修剪 以自然圆头树形最佳,枳实生长旺盛,每年必须修剪,增强树体通风透光性。幼树整形,主要培养骨干架,将1 m高以上的部分剪去,留3～4个分枝作骨干枝,逐年培养分枝与侧枝,使树冠生长旺盛,骨干枝可选夏梢或秋梢,长约30～35 cm,过长要摘心或短截,保留8～10片叶,在1～2年内可定型。

【性味功效】

性味:苦、辛、酸、微寒。

功效:破气消积,化痰散痞。用于积滞内停,痞满胀痛,泻痢后重,大便不通,痰滞气阻,胸痹,结胸,脏器下垂。

【食疗药膳】

1. 枳实粥

食材:枳实10 g,大米100 g。

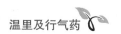

制法：将枳实择净，放入锅中，加清水适量，浸泡5～10分钟后，水煎取汁，加大米煮为稀粥即成，每日1剂，连续2～3日。

功效：行气消痰，散结消痞。适用于脾胃气滞、痰湿水饮所致的脘腹满闷，饮食不消，心下坚痞，咳嗽胸痛，热结便秘及胃下垂等。

2. 枳实焖萝卜

食材：枳实10 g，白萝卜（去皮，切块）300 g。

制法：先将枳实放入锅中，加清水适量浸泡，煎煮30分钟，去渣取汁。将萝卜块先放入锅中煸炒，再下入葱、姜、药汁、盐等，焖烧至熟即可。建议每日1剂，分2次佐餐饮食，连服3～5日。

功效：行气导滞，开胃消食。适用于脾胃不和所致的脘腹胀满作痛，厌食纳少，嗳气频作，肛门矢气，大便秘结等。

3. 牛肚枳实砂仁汤

食材：牛肚250 g，枳实12 g，砂仁2 g，盐适量。

制法：牛肚洗净，切条备用。锅中加入适量水，放入牛肚、枳实和砂仁大火煮沸，然后转小火继续煮约2小时。食用时加入适量盐即可。

功效：健脾补气，尤其适用于脾胃不调、脘腹胀满、胃下垂的患者食用。

【注意事项】 脾胃虚弱及孕妇慎服。

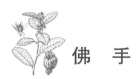

# 佛 手

佛手为常绿小乔木或灌木。有两次花期，第一次在春分至清明，第二次在立夏前后，花洁白、香气扑鼻，9～10月果实成熟，成熟的佛手果实颜色金黄，并能时时散发出芳香，其香气能提神醒脑，还能消除异味，净化室内空气，抑制细菌。

喜阳植物，但忌强光久晒，不耐严寒，怕霜冻及干旱。最适生长温度为22～24℃，越冬温度5℃以上。适宜在疏松肥沃、富有腐殖质、排水良

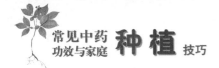

好的沙质土壤中生长。

【别名】 佛手柑、五指柑。

【药用部位】 芸香科植物佛手的干燥果实。

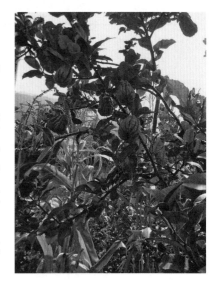

【种植技术】 扦插、嫁接、压条繁殖均可。栽种应着重注意浇水见干见湿、薄肥勤施、疏花疏果及安全越冬管理几个环节。家庭种植常用扦插繁殖为主。

1. 栽植 盆栽种植用灰褐色的瓦盆较好，随着树体的扩展要及时换盆。盆土用疏松、肥沃的沙壤土。在早春新芽萌发前进行扦插，从健壮母株上剪取健壮枝条，取中段10～20 cm长的茎段作为插穗，插入盆土中，浇透水，摆放在半阴处，2～3周后再逐渐见阳光，在25℃条件下约1个月即可生根。春季换盆要施足底肥，以补充上年结果后消耗的养分。

2. 肥水管理 一般分基肥、花前肥、果实膨大肥等，避免浓肥、未腐熟肥和重肥，而应遵守"薄肥勤施"的原则。3～5月浇稀薄的饼肥水，6～8月浇浓度稍高的矾肥水，开花结果期要严格控制氮肥。浇水要做到不干不浇，浇即浇透。高温季节宜早、晚各浇一次水，冬春季保持盆土湿润偏干即可。

3. 疏花疏果 佛手周年开花，3～4月下旬开的花叫春花，其结的果实大，外观及品质较好，因此应保留这次花。佛手花量大，为了减少消耗，应及时疏花，每丛花序只留1～2朵即可，要留健壮和朵大的花。佛手结果后需根据树形大小和树体强健来定所留幼果，一般可留20～30个果。

【性味功效】

性味：佛手花：辛、微苦，温。佛手：辛、苦、酸，温。

功效：佛手花：疏肝理气。用于肝胃气痛，胸闷咳嗽痰多，月经不调。佛手：疏肝理气，和胃止痛，燥湿化痰。用于肝胃气滞，胸胁胀痛，胃脘痞满，食少呕吐，咳嗽痰多。

【食疗药膳】

1. 玫瑰佛手茶

食材：玫瑰花6 g，佛手10 g（切片）。

制法：将玫瑰花和佛手用沸水冲泡5分钟即成，代茶饮，每日1剂，温服。

功效：能理气解郁，用于肝胃不和，胃脘疼痛，胁肋胀痛，嗳气少食。

2. 佛手蜂蜜粥

食材：佛手50 g，粳米50 g，蜂蜜适量。

制法：先将佛手加水煎煮后去渣取汁，然后将药汁煎煮粳米，药汁不够可适量加水，用大火煮开再转用文火将其煮成粥，待粥凉至40℃左右时，加入蜂蜜即成。每日1次。

功效：清热，滋肝，利湿。主治慢性肝炎。

【注意事项】 有咽干口燥，心烦易怒，多梦，心悸，头痛，面红，口苦或大便干结等症状者需谨慎服用。

# 薤 白

薤白为多年生草本植物，高约70 cm，生于海拔1 500 m以下的山坡、丘陵、山谷或草地上。我国长江流域和南部各省区广泛栽培，鳞茎多供食用，也作药用。

喜温暖湿润气候。以疏松肥沃、富含腐殖质、排水良好的壤土或砂质壤土栽培为宜。

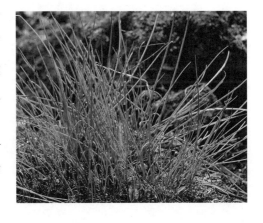

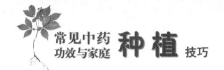

【别名】 野薤、野葱、野白头、也白头。

【药用部位】 百合科植物小根蒜或薤的干燥鳞茎。

【种植技术】 盆栽可选用鳞茎繁殖法。盆栽薤白主要掌握施肥、浇水、防病虫害等项。

1. 栽植 鳞茎繁殖：春季或秋末挖取鳞茎，大的留供药用，小的留作繁殖材料。8～9月置盆内开穴，每穴栽鳞茎3～5个，芽嘴向上，施基肥，盖草木灰，覆土厚3 cm。

2. 肥水管理 平时注意去除杂草，保持盆内湿润。

【性味功效】

性味：辛、苦，温。

功效：通阳散结，行气导滞。用于胸痹心痛，脘腹痞满胀痛、泻痢后重。

【食疗药膳】

1. 薤白煎鸡蛋

食材：薤白100 g，鸡蛋3枚。

制法：将薤白洗净切细，鸡蛋磕入碗内放盐，用竹筷抽打起泡。把平底锅烧热，放入猪油，油热后倒入鸡蛋液，撒上薤白细末，在火上煎2分钟，将一面煎成焦黄即成。

功效：此菜辛香开胃，宽胸除痹，可用治胸痹心痛。

2. 薤白粥

食材：薤白25 g，粳米100 g。

制法：将薤白、粳米洗净后，放入锅内煮，煮熟后加调味品调味后即可食用。

功效：此粥具有宽胸通阳、行气止痛的功效，适宜于冠心病胸闷不舒或心绞痛患者食用，亦可用于治疗老年人慢性肠炎、菌痢。

【注意事项】 ① 发热患者不宜多食。② 薤白多食发热，忌与韭菜搭配。

# 柿

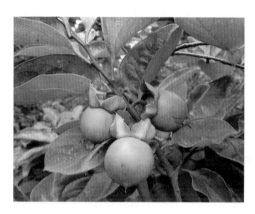

柿树属落叶乔木,树形优美,枝繁叶大,果实橙黄色或橙红色,色泽艳丽,自然落果期晚,观果期长,春夏一般碧绿色,初冬经霜后转红,和秋天的枫叶一样,十分赏心悦目。

喜阳光,耐寒、耐旱、耐湿,易结果,适应性强,宜种植在土层深厚肥沃、排水良好、黏质或砂质壤土中。

【别名】 柿钱、柿丁、柿子把、柿蒂。

【药用部位】 柿蒂:柿树科植物柿的宿萼。

【种植技术】 一般采用嫁接繁殖。因其深根性,移栽不易成活。

1. 栽植 盆栽土质大多以花园土为主,尤以保水力强的壤土或黏壤土为宜。柿树最适宜上盆时期为春季4月初,这时上盆根系恢复快,成活率高而生长快。上盆前根据整形要求对地上部枝干适度短截。根系处理时,要本着多留少剪的原则。不要将树干埋土过多,尤其嫁接部不可埋土。每2～3年翻盆,时间在秋季落叶后或春天枝芽刚刚要萌动时进行。冬天需将盆栽置于避风向阳处,在盆土上覆盖一层干草包扎好。

2. 肥水管理 盆栽柿树的施肥管理十分重要,在生长过程中要注意以下几个阶段的施肥:一般盆栽柿树在3月中下旬处于发芽以及抽枝时期,这个时间需施尿素,此外在5月份和7月份是新的枝丫生长的高峰,也要注意施加尿素化肥,最后在冬季,要注意浇水以及有机肥的施加。浇水时最好将盆栽放在室温条件下的水中,从下部渗入,尽量避免直接喷淋式的浇水处理。盆栽柿树放在背风向阳处或有防风设备处,以

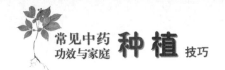

避免风害。

3. 修剪　出于观赏和生长的角度需要对其枝杈进行修剪,需对柿树的主枝、侧枝、结果的母枝以及老枝进行修剪。并及时摘除发黄、长斑的叶子,增加日照时间,另外在结果时期,植株容易倾斜,可用小竹竿或钢丝支撑,以增强观赏效果。

**【性味功效】**

性味:苦、涩,平。

功效:降逆止呃。用于呃逆。

**【食疗药膳】**

1. 柿蒂竹茹茶

食材:柿蒂3个,竹茹3 g。

制法:将柿蒂、竹茹加工成粗末,上药,放入保温杯内,以沸水冲泡,焖20分钟后即可饮用。1日内服饮完,不拘次数。

功效:降气和胃止呃。

2. 丁香柿蒂茶

食材:丁香1 g,柿蒂2 g。

制法:用丁香、柿蒂的煎煮液200 ml泡茶饮用,冲饮至味淡。

功效:散寒理气降逆。

**【注意事项】**　① 慢性胃炎、消化不良等胃功能低下者以及外感风寒咳嗽者不宜食柿子。② 糖尿病患者、体弱多病者、产妇、月经期间女性,均忌食柿子。③ 不宜空腹多食柿子,不宜吃生柿子,吃柿子时要去皮,吃完柿子后不宜再吃酸性食物。④ 柿子忌与螃蟹、鸡蛋一同食用。

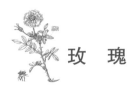

# 玫　瑰

玫瑰常生于我国中部至北部的低山丛林中。庭院或花园中多有栽植,其中以平阴玫瑰栽植历史最为悠久,据史书记载,平阴玫瑰栽种始于汉朝,迄今已有2 000多年的历史。自唐代起,玫瑰用于制作香袋、香囊,明代用花制酱、酿酒、窨茶,具有很好的药用价值。同时,玫瑰又为情人节专属情花。

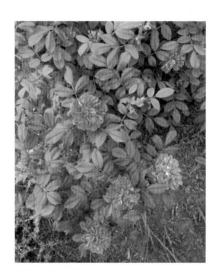

玫瑰为喜阳植物,适应性强,耐寒,耐旱,怕涝。通常选阳光充足,通风良好,地势较高的干燥平整的地块栽种,不宜种植在低洼积水地。

【别名】 徘徊花、笔头花、刺玫花、刺玫菊。

【药用部位】 本品为蔷薇科植物玫瑰的干燥花蕾。

【种植技术】 可用嫁接、分株、根插枝等方法进行繁殖,一般以插枝最为简单。要掌握施肥、浇水、修剪、防病虫害等项。

1. 栽植 插枝宜在秋末冬初进行,选择健壮饱满有3~4芽点的枝条(长约5~7 cm),只留3~4片叶子,将枝条斜插进疏松湿润的介质中,温度保持18~25℃,湿度80%~90%左右,有光线但不宜直射,1个月左右后可生根。

2. 施肥管理 通常用饼肥、厩肥等作基肥,植株萌动时施1次有机肥。入冬施1次以厩肥为主的越冬肥。花期应多浇水。玫瑰在生长发育的过程中有2次停止生长期(一般在6~7月称夏眠,11~12月称冬眠),此时不发枝,枝条不伸长,故宜少浇水。冬眠期可配施底肥,灌好越冬水。

3. 修剪 玫瑰萌生力强,如不及时修剪,常因株丛郁闭造成枝条生长瘦弱而枯死。修剪时应根据株龄、生长状况、肥水及管理条件,采取以"疏剪为主、短截为辅"的原则,达到株老枝不老,枝多不密,通风透光。5年以上的老枝应及时疏除,以扶持新枝生长。对于生长衰弱基本失去开花能力的玫瑰,可以重剪,促进新枝生长。

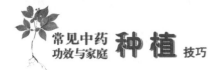
【性味功效】

性味：甘、微苦，温。

功效：行气解郁，和血，止痛。用于肝胃气痛，食少呕恶，月经不调，跌扑伤痛。

【食疗药膳】

1. 玫瑰膏

食材：鲜玫瑰花250 g。

制法：鲜玫瑰花加水煎汤取汁，煎至浓稠，加等量白糖，煎沸成膏，待冷备用。每次1～2匙，沸水冲服。

功效：止血益胃。用于呕吐失血，咽干口燥。

2. 玫瑰玻璃肉

食材：鲜玫瑰花2朵，猪肥肉400 g，芝麻、白糖各适量。

制法：猪肉切小条加湿淀粉拌匀；鲜玫瑰花摘洗干净，切成粗丝，再把芝麻淘洗干净，炒熟；炒勺烧热，倒入生油，烧至六成热，将浆好的猪肉逐条入锅中油炸，捞出沥油；锅内留底油少许，放入白糖，翻炒至能挂长丝，随即下肉条颠翻几下，待糖全裹在肥膘上面，投入芝麻仁、鲜玫瑰花丝，迅速翻炒几下，盛在抹好油的平盘内，晾凉即可。

功效：补肺健脾，理气和血。适用于脾胃虚弱、阴虚咳嗽、食欲不振、消化不良、便秘等病症。

【注意事项】 ①口渴，舌红少苔，脉细弦劲之阴虚火旺证者不宜长期大量饮服。②孕妇不宜多次饮用。

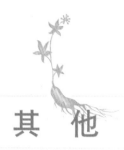

# 其　他

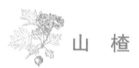　山　楂

山楂为落叶乔木。叶子近于卵形，有羽状深裂，花白色。果实球形，深红色，有小斑点，味酸，可以吃，也可入药。山楂花开如雪，果熟红艳，可以净化空气。山楂树是中国特有的药果兼用树种。

喜光树种，阳光不足会造成枝条细弱，叶片薄，颜色浅，坐果差。因

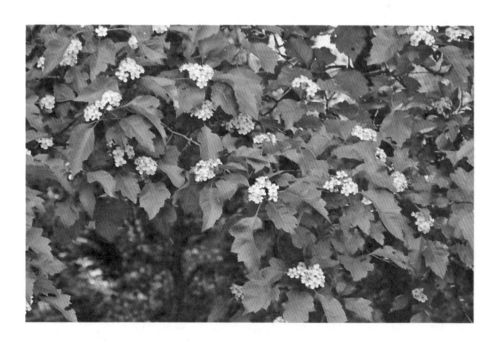

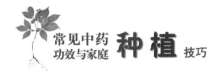

此要放于阳光充足、空气流通的场所养护管理。

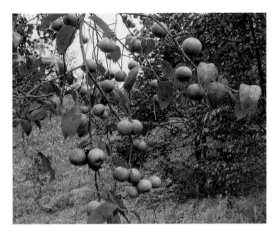

【**别名**】 山里果、山里红、楂肉、焦楂。

【**药用部位**】 蔷薇科植物山里红或山楂的干燥成熟果实。

【**种植技术**】 用种子、分株和嫁接均可繁殖，家庭种植常用育苗移栽法。盆栽于春季萌芽前、秋季落叶后进行。以秋栽为最好。

1. 栽植 盆、篓、缸、桶等都可选用，因山楂主根发达，选用盆、桶要深一些，以满足山楂生长的需要。选用侧芽饱满、根系完整、无病虫害的山楂壮苗，盆底放碎瓦片，装少半盆土，把山楂苗植于盆中，将根舒展开，分层填土，用木棍捣实。最后将苗木轻轻向上提动一下，以舒展根系，按实四周后立即浇水

2. 肥水管理 在山楂生长期内追肥以氮肥为主，结果期以配合磷、钾肥为主，原则是少量多次。施肥可分别在4月上旬、6月中旬、8月下旬进行，以促进叶、果生长。盆栽山楂的营养面积容易受容器限制，加之经常浇水，容易养分流失，故要经常补充养分。山楂较耐旱，未结果的树对水分要求不严格，但是结果的盆景则必须保证水分的充足供应。盆内以保证湿润为度，不宜积水，秋季要控制浇水量，而冬季则宁干勿湿。

3. 修剪 树形可采用曲干、直干、斜干、分层等多种形式。树宜矮不宜高，主枝角度宜大不宜小，背上直立枝宜短不宜长，使其枝条向外扩展，形成稍扁形树冠。冬季修剪以疏、缩为主。疏去细弱枝、交叉枝、重叠枝、过密枝、直立枝。回缩较长细弱枝，回缩时要注意剪口处必须留有方向适宜的分枝，以利恢复枝势。夏季修剪，在枝条充足的前提下，对于

剪口及枝干上由潜伏芽抽生的萌蘖枝,在发芽后及时疏除。

**【性味功效】**

性味:酸、甘、微温。

功效:消食健胃,行气散瘀,化浊降脂。用于肉食积滞,胃脘胀满,泻痢腹痛,瘀血经闭,产后瘀阻,心腹刺痛,胸痹心痛,疝气疼痛;高脂血症。焦山楂消食导滞作用增强。用于肉食积滞,泻痢不爽。

**【食疗药膳】**

1. 山楂绿豆汤

食材:山楂、扁豆各 10 g,绿豆 30 g,厚朴花 6 g,精盐、味精、葱花少许。

制法:将绿豆、山楂、扁豆洗净,用温水将绿豆泡胀,再放入锅内煮成汤,沸腾后加入厚朴花,用小火缓熬成汤,最后加入精盐等调味,佐食或随意饮用。

功效:清热解毒,止渴消暑。

2. 减脂茶

食材:山楂、麦芽各 30 g,决明子 15 g,茶叶、荷叶各 6 g。

制法:先将山楂、麦芽、决明子置锅内,加水煎 30 分钟,然后加入茶叶、荷叶煮 10 分钟,倒出药汁备用;再次加水煎取药汁,将 2 次药汁混合,当茶饮。每日 1 剂,连服 10 日。

功效:平肝泄热,消食降脂。适宜于肥胖病、冠心病、动脉粥样硬化、高脂血症者。

3. 山楂粥

食材:山楂 30～40 g,粳米 100 g,砂糖 10 g。

制法:先将山楂入砂锅煎取浓汁,去渣,然后加入粳米、砂糖煮粥。

功效:健脾胃,消食积,散瘀血。适用于高血压、冠心病、心绞痛、高脂血症以及食积停滞、腹痛、腹泻、小儿乳食不消等。

**【注意事项】** ① 孕妇、经期、血友病、紫癜、消化性溃疡、胃肠道出血、视网膜出血者,忌吃山楂。② 老年、儿童、胃酸过多者慎食。

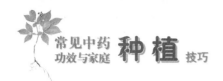

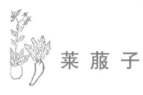

# 莱菔子

萝卜的成熟种子称莱菔子，为一年生或二年生直立草本植物，花期3~6月，果期5~8月。根肥厚、肉质，有不同的形状和颜色，种子呈卵圆形而微扁，红褐色。其根作蔬菜食用，种子作中药莱菔子。全国各地普遍栽培，是一种常用蔬菜。

【别名】　萝卜子、萝白子、菜头子。

【药用部位】　十字花科植物萝卜的成熟种子。喜温热、湿润的环境，对土壤要求不严。以肥沃的砂质壤土种植为佳。

【种植技术】　用种子繁殖。生长要求充足的光照，光合作用强，物质积累多，肉质根膨大快。其种植适合粗放管理。

1. 栽植　春、秋季均可播种，播种时，先将盆土整平，播后覆土，稍加镇压，如干旱天气应立即浇水。温度在20~25℃时，10日左右出苗。

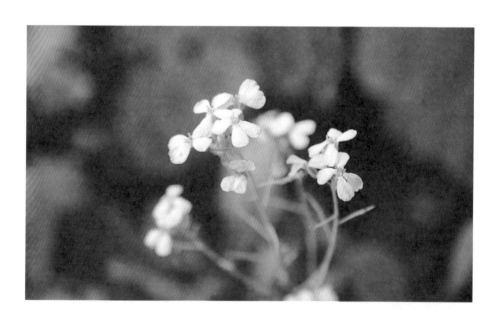

2. 肥水管理　前期施面肥,中期可穴施,肥料不宜太浓或浇在根部,亦不宜施用过晚,以免引起肉质根黑箍或破裂。幼苗长出2片叶时,进行剔苗,将幼弱小苗拔去,留下健壮的大苗。喜湿润的空气,保持土壤湿润,如果空气干燥,应注意经常喷洒水分。

【性味功效】

性味:辛、甘,平。

功效:消食除胀,降气化痰。用于饮食停滞,脘腹胀痛,大便秘结,积滞泻痢,痰壅喘咳。

【食疗药膳】

1. 莱菔子粥

食材:莱菔子15 g,粳米100 g。

制法:将莱菔子炒制后研成细末,与粳米同煮成粥,即可食用。

功效:具有化痰平喘、行气消食的功效,适用于老年慢性气管炎和肺气肿的患者。

2. 双子饮

食材:莱菔子、决明子各15 g。

制法:将莱菔子和决明子用开水冲泡,代茶饮服,3日为一个疗程。

功效:可降气活血,适用于高血压患者。

【注意事项】　① 气虚及无食积、痰滞者慎用。② 不宜与人参同时食用。

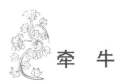

# 牵 牛

牵牛为一年生缠绕草本。全株多密被短刚毛。叶圆心形或宽卵状心形。花期6～9月,花冠喇叭样。果期7～10月。放家中可做观赏,修身养性。

适应性较强,对气候土壤要求不严,但以温和的气候和中等肥沃的

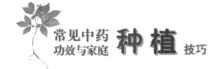

砂质壤土为宜。

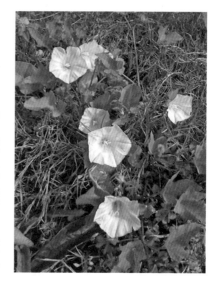

【**别名**】 黑丑、白丑、二丑、牵牛。

【**药用部位**】 为旋花科植物圆叶牵牛的干燥成熟种子。

【**种植技术**】 以种子繁殖,于4～5月播种。播种子4～5粒。播后覆细土一层,以种子不露出为宜。种子发芽后,幼苗生长真叶2～3片时,便可进行移植。

1. 栽植 盆栽牵牛花时底部先放入粗沙土,粗沙土上放入用旱田土、河沙、腐殖土等掺和而成的播种土。在盆内点播种子,由于有些种子不发芽,或生长不好,播种量要多一些。播完后要覆盖相当于种子厚度2～3倍的细土,再轻轻地镇压一下,最后用喷壶浇足水。播种后随时注意花盆中土壤的干燥情况,及时浇水。

2. 肥水管理 如果只施基肥,不但长不好,花也开不好,所以要施追肥。但必须注意,氮肥如果施得过多,有时会使牵牛花的茎叶长得过于紫黄,这样就不开花了。用液肥浇花则不必再浇水,但要注意不要把液肥浇到叶子上去。

【**性味功效**】

性味:苦、寒。

功效:泻水通便,消痰涤饮,杀虫攻积。用于水肿胀满,二便不通,痰饮积聚,气逆喘咳,虫积腹痛。

【**食疗药膳**】

牵牛子粥

食材:牵牛子1 g,生姜2片,粳米80 g。

制法:粳米洗净放入锅中,加清水、姜片熬成粥,牵牛子研末,倒入粥里,搅拌均匀即可。

功效：泻水消肿，通便下气，水肿、便秘患者都可以食用。

【注意事项】 ① 孕妇及胃弱气虚者忌服。② 用量过大可出现神经系统症状及便血、腹痛、呕吐等不良反应。③ 牵牛子为峻下的药品，多用则泻下如水。④ 至于用治痰壅气滞、咳逆喘满，则只宜暂用，不可久服。⑤ 无胀满、无便秘者勿用。⑥ 牵牛子有一定小毒，忌口服。

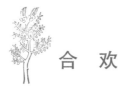

# 合 欢

合欢树为落叶乔木。其花气微香，味淡，粉红色毛茸茸花朵。嫩叶可食，老叶可以洗衣服，树皮供药用，有驱虫之效。

喜温暖、湿润环境，生长适宜温度为 $13 \sim 18 \, ℃$，不耐严寒，不耐涝，对土壤要求不严，较耐干旱、贫瘠土壤，适宜栽植在排水良好、土质疏松的沙质微酸性壤土中，其根具有根瘤菌，有改良土壤的能力。

【别名】 夜合花、夜合米、合欢米。

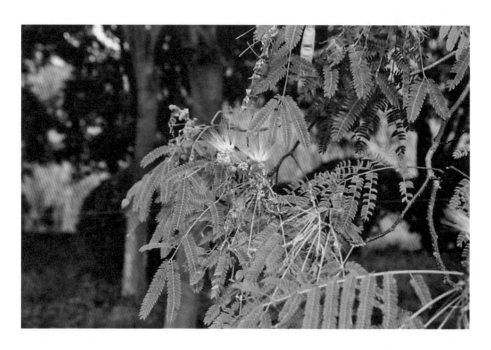

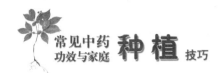

【药用部位】 合欢花:豆科植物合欢的花序或花蕾。合欢皮:豆科植物合欢的树皮。

【种植技术】 可用播种、扦插、压条、嫁接、分株等方法进行繁殖。家庭种植常采用种子育苗移栽。

1. 栽植 用种子播种繁殖,春秋都可播种,播种前可用35℃温水浸种24小时,浅盆穴播,覆土1～2 cm,保持湿润,在15～20℃条件下,经7～10日出苗,苗高5 cm时上盆。于秋末冬初或早春季节挖掘移栽,且尽量多带根须,可对其进行适当的修剪。

2. 肥水管理 合欢花对水肥的要求不是很高,即使是贫瘠土壤也可能生长旺盛。不喜噪声以及灰尘。浇水时随季节气候等的变化调节,生长期晴天每1～2日浇水一次,夏季适当多浇,秋冬季减少浇水量。盆栽养护过程中忌积水。

3. 修剪 育苗期要及时修剪侧枝,将其从枝根部抹去,促生粗壮、通直主杆。花后应及时剪去残花,以免因结果耗养分。合欢树还可制作直干式、斜干式、双干式、丛林式、露根式等多种不同的盆景。

【性味功效】

性味:甘,平。

功效:解郁安神。用于心神不安,抑郁失眠。

【食疗药膳】

1. 合欢花茶

做法一:单泡,取4～6 g合欢花,加白开水,约5分钟后即可饮用。

做法二:和冰糖共冲,取少量冰糖,加白开水,取4～6 g合欢花,加入到里面,约5分钟后即可饮用。

做法三:和蜂蜜共冲,取少量蜂蜜,加白开水,再取4～6 g合欢花,加入到里面,约5分钟后即可饮用。

2. 合欢花粥

食材:干合欢花30 g(鲜者50 g),粳米100 g,红糖适量。

制法:将合欢花与粳米一起加水500 g,熬至粥稠即可,睡前温服。

功效：常用能安神、美容，使人精力充沛，益寿延年。

【注意事项】 ① 阴虚津伤者慎用。② 孕妇和小孩忌用。

 # 石 菖 蒲

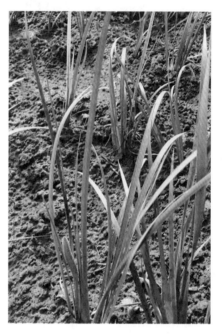

石菖蒲盆栽始于北宋，能够历经南宋、元、明、清以至现代的900余年，主要因其在文人、士大夫阶层具有特殊的物质与精神价值：① 作为观赏植物，十分高雅，其根、叶、株形以及附着的怪石、盆水均可作为观赏对象，因而盆栽石菖蒲成为文人庭园与书斋中常见的摆饰物。② 借以表现文人淡泊的心境，中国古代文人常以石菖蒲表现自己的心境，如苏轼将石菖蒲的品格记述到文章中："至于（石菖蒲，作者加）忍寒苦，安淡泊，与清泉白石为伍，不待泥土而生者，安岂昌阳所能仿佛哉？" ③ 具有吸附烟尘、净化空气等有益人体健康的功能，如《二如亭群芳谱》中记载："有虎须蒲，灯前置一盆，可收灯烟，不薰眼。"

喜阴凉湿润气候，耐寒，忌干旱。以灌水方便的砂质壤土、富含腐殖质壤土栽培为宜。

【别名】 水剑草、香菖蒲、药菖蒲。

【药用部位】 天南星科植物石菖蒲的干燥根茎。

【种植技术】 家庭栽培用根茎繁殖。

1. 栽植 盆栽时选择不漏水、内径在40～50 cm的花盆，盆底施

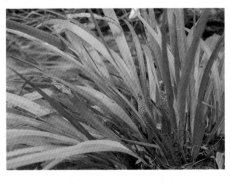

足基肥,中间挖穴,植入带须根和叶片的小根茎,生长点露出土面,浇水。宜选择半阴处栽培,避免强烈日光直射。喜温暖至高温,适宜温度18～28℃。久植过于拥挤时应强制分株,换土后再栽植。

2. 肥水管理　初期以氮肥为主,抽穗开花前应以磷、钾肥为主,每次施肥一定要把肥埋入土壤表面5 cm以下,或者将适量有机颗粒肥置于盆面。种植石菖蒲需大量浇水,保持盆土湿透,因其喜潮湿,可以将花盆全年置于有湿石子的浅碟上,天气较热时需向植株喷水,以增加湿度。日常浇水以保持盆土湿润为宜,勿浇水过多,防止造成叶黄。作室内摆饰时应放在窗缘光源射入处,若生长较弱,应即时移出室外,充分灌水。

3. 修剪　生长期注意拔除石菖蒲根部杂草,修剪次数不宜过于频繁,定期去除腐叶、黄叶,使之保持最佳观赏效果即可。

【性味功效】

性味:辛、苦,温。

功效:化湿开胃,开窍豁痰,醒神益智。用于脘痞不饥,噤口下痢,神昏癫痫,健忘耳聋。

【食疗药膳】

*石菖蒲炖猪心*

食材:石菖蒲10 g,猪心1个,红枣3个。

制法:猪心剖开一半,洗净瘀血;石菖蒲、红枣(去核)洗净,放入猪心内;把猪心放入炖盅,加开水适量,炖盅加盖,隔开水文火炖2小时,取猪心切片,加酱油佐膳,汤调味供用。

功效:化湿辟浊,宁心安神。

【注意事项】　阴虚阳亢、烦躁汗多、咳嗽、吐血、精滑者慎服。

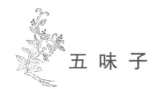

# 五 味 子

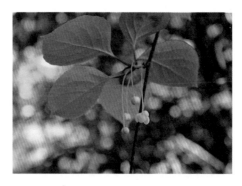

五味子为多年生木质藤本植物，果实可作药用，植株可供观赏。其花期5～6月，果期8～9月，花后花托渐伸长为穗状，果实外皮鲜红色、紫红色或暗红色，果肉柔软，常数个粘连一起。五味子始载于《神农本草经》，列为上品，药用价值极高，有强身健体之效，在西方商品市场历史上一直被称作"东方王子"。

喜湿润环境，但不耐低洼水浸，耐寒，需适度荫蔽，幼苗期尤忌烈日照射。以选疏松、肥沃、富含腐殖质的壤土栽培为宜。

【别名】 北五味子、辽五味子。

【药用部位】 木兰科植物五味子的成熟果实。

【种植技术】 用种子、压条和扦插繁殖，家庭种植以种子繁殖为主。

1. 栽植 五味子的种子皮厚而结实，直播难以出苗，播种前需经沙埋处理，在播种前3个月（一般在12月份）将果实放入水中浸泡3～5日，去掉果肉、果皮。将种子与3倍湿沙拌匀，以种子互不接触为宜，放入花盆中，经常喷水保持湿润，在室内催芽至来年春，一般在4月下旬至5月上旬移栽，培养土建议选择肥沃的砂壤土或者腐殖土为主。栽时要使根系舒展，压实，浇透水。

2. 肥水管理 五味子喜肥，每年追肥1～2次，第一次在展叶期进行，第二次在开花后进行，一般追施腐熟的农家肥料。适时松土，在进行松土过程当中注意不要伤及五味子的根部。缓苗期间每日浇水1次，开花结果期和果实膨大期也需浇水。

3. 修剪 春、夏、秋三季均可修剪。春剪：一般在枝条萌芽前进行，

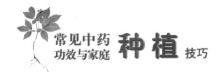

剪掉过密的果枝和枯枝；夏剪：主要剪掉重叠枝、病虫枝等；秋剪：主要剪掉夏剪后的基生枝。五味子是木质藤本植物，移植后第二年应采取搭架处理，满足其缠绕生长。

4. 越冬管理　入冬前在五味子基部培土，可以保护五味子安全越冬。

【性味功效】

性味：酸、甘、温。

功效：收敛固涩，益气生津，补肾宁心。用于久嗽虚喘，梦遗滑精，遗尿尿频，久泻不止，自汗，盗汗，津伤口渴，短气脉虚，内热消渴，心悸失眠。

【食疗药膳】

1. 五味子茶

食材：五味子5～10 g，冰糖适量。

制法：开水浸泡五味子，加入适量白糖代茶饮。

功效：常饮可降压，改善高血压症状，并防治冠心病。

2. 五味子粥

食材：五味子10 g，大米100 g。

制法：大米、五味子淘洗干净，一同放入锅中，加水，用文火进行熬制。

功效：五味子可以养肝、补肾，大米本身就有着保肝、护胃的作用，酒后进食能够有效减少乙醇对肝脏的伤害。

【注意事项】　① 外有表邪，内有实热或咳嗽初起、麻疹初发者忌服。② 五味子有小毒，个别服用后胃部有烧灼、泛酸及胃痛，应在医生指导下使用。

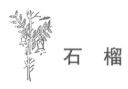

# 石　榴

石榴在北方为落叶性灌木或小乔木，在热带地区则为常绿果树。石榴树外形优美，叶片碧绿而有光泽，花开鲜红似火，花期长，5～8月花果同枝,既有观赏价值又极具食用价值。加上其树形较小,管理方便,叶片具有很好地吸收二氧化硫等有毒气体作用。既可美化环境、净化空气,又有一定的经济效益。非常适于家庭盆栽和庭院栽培。

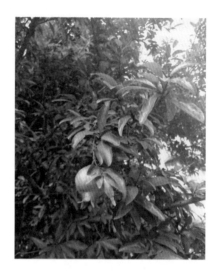

喜温暖向阳的环境,耐旱、耐寒,也耐瘠薄。对土壤要求不严,但以排水良好的夹沙土栽培为宜。

【别名】 石榴壳、酸石榴皮、西榴皮。

【药用部位】 石榴科植物石榴的干燥果皮。

【种植技术】 用扦插、压条或分株繁殖,家庭种植常用育苗移栽法。

1. 栽植 盆栽石榴可选用瓦盆、陶盆、塑料盆等,栽植时间一般在苗木休眠期。由于盆栽石榴在盆土中生长、发育,故要求土壤有机质含量高,肥沃,具有保肥、透气与渗水的性能,可选用营养土作为石榴的栽培基质。在选好的盆底部渗水孔上放几块碎瓦片,然后放入部分营养土,将石榴苗木放在营养土上并使根系展开,再将营养土加入后轻拍盆边,轻轻压实。盆口留几厘米深,不填土作水口,装好盆后浇1次透水,过一段时间后盆土下沉后再加一些营养土。

2. 肥水管理 石榴较喜肥也耐瘠薄,施肥时期为整个生长期,做到薄肥勤施。主要施用有机肥液,有机肥液取出后要加十几倍以上的水稀释后才可施入盆中。盆栽石榴耐旱性较强。但由于盆土少、易干,在生长季节要及时浇水。气温高时每日浇1～2次水。遇雨天盆内有雨水积渍,要将盆倾斜排水。花期下雨时要采取避雨措施,花期浇水时避免浇花上。

3. 修剪 盆栽石榴有枝紧叶密的特点,休眠期可进行一次疏枝修剪,并注意把根部和干枝上萌生的枝条剪除。石榴耐修剪,既可整成单

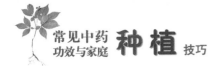

干圆头型,又可整成多干丛状或平顶型,可根据爱好修剪。在开花时除观赏需要外,要及时疏去钟状花蕾和过密花蕾。盆栽石榴在盆中生长1～3年后,由于盆土有限,根系生长迅速,根系沿盆边生长形成根球,原有的盆土已不能适应石榴新根生长。此时要换大盆,如不换盆也要修根。换盆时间在休眠期。将石榴从盆中带土取出,剪去部分老根,注意剪口要平,长出根团的根系要剪短。石榴萌蘖力强,根茎处常会萌发强枝,应及早剪除,否则树冠衰弱。

**【性味功效】**

性味:酸、涩、温。

功效:涩肠止泻,止血,驱虫。用于久泻,久痢,便血,脱肛,崩漏,带下,虫积腹痛。

**【注意事项】** ① 番茄与石榴不可同食,会引起食物中毒。② 胃炎患者以及泻痢初起者慎食。③ 感冒及急性炎症、大便秘结患者要慎食,糖尿病患者要禁食。

# 荷 花

荷花,是中国十大名花之一,具有非常高的观赏价值,且寓意美好,花期较长,还散发沁人清香,使人心旷神怡,一直被视为高洁优雅的象征。

喜温、喜光、喜肥土的水生植物。宜在平静的浅水中生长,耐水浊。荷花为强阳性植物,喜全天强光照射,极不耐阴。对土壤要求不严,但以富含腐殖质肥沃的黏性塘泥为佳。

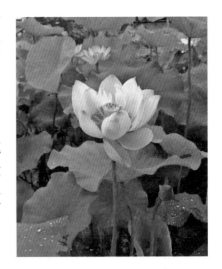

**【别名】** 白荷花、莲花。

【药用部位】 莲子：睡莲科植物莲的叶和成熟种子。荷叶：睡莲科植物莲的干燥叶。

【种植技术】 通常用分藕繁殖，也可用播种繁殖。家庭栽植以分藕繁殖为主，对温度要求甚严，入春泥温10℃种藕开始萌芽，14℃抽生出地下茎，23～30℃时藕鞭加速生长，30℃以上，开始抽生花梗并陆续开花，秋季气温下降到25℃以下时，生长新藕，当气温降到10℃左右时，立叶黄枯，藕成熟。

1. 栽植 荷花要求腐殖质丰富的肥沃黏壤土，用土通常为黄泥、沙质土按7：3的比例混合使用为宜。分藕繁殖时，切取一段3节，顶芽、腰芽和尾芽完整无损的种藕下种，一般每缸（盆）栽植2根种藕为宜。栽后3～5日不必向盆、缸内加水，待泥面出现龟裂状时才可加少量水，以使种藕紧固泥中便于发芽。随着浮叶出现和立叶生长，逐渐加深盆、缸内的水层，直至盆、缸口。盆栽荷花需每年翻盆分栽，宜在春季气温15℃时进行。

2. 肥水管理 盆、缸栽培荷花，根据容器大小施有机肥作基肥（以鸡粪最好）。栽后30日施用一次腐熟的豆饼水或有机肥，浓度为10%。立叶抽生后，再追施1～2次，花期每隔7日追施一次过磷酸钙和硫酸钾。夏季气温高，荷花容易失水，此时缸栽荷花应1～2日加一次水，要求水温大体一致，并要保持水质清洁，高温季节及时换水以免藻类的产生而影响其美观。秋末冬初，荷花进入休眠期，不必经常加水，缸、盆内只保持浅水即可。

3. 光照 荷花喜强光，每日需接受7～8个小时光照，忌于阴处培养。见花时室内观赏也不能超过3日。荷花以露天养殖为宜，家庭盆养荷花，一定要放在阳台上或庭院里。

【性味功效】

性味：莲子：甘、涩，平。荷叶：苦，平。

功效：莲子：补脾止泻，止带，益肾涩精，养心安神。用于脾虚泄泻，带下，遗精，心悸失眠。荷叶：清暑化湿，升发清阳，凉血止血。用于暑热烦渴，暑湿泄泻，血热吐衄，便血崩漏。

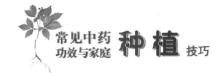

**【食疗药膳】**

1. 莲子红枣桂圆羹

食材：莲子30 g,红枣、桂圆肉各20 g,冰糖适量。

制法：莲子去心,红枣去核。一同放入砂锅内,加清水文火炖至莲子酥烂,加冰糖调味即可。

功效：健脾补血,养心安神。

2. 荷叶粥

食材：鲜荷叶1张,大米50 g。

制法：将鲜荷叶洗净,切丝,大米淘净;先将荷叶水煎取汁,去渣,加大米煮为稀粥服食,每日1剂。

功效：清热化痰,祛脂降浊,适用于暑热症及高脂血症。

**【注意事项】** ① 大便干燥便秘者不宜服用莲子。② 脾胃寒凉、体瘦气血虚弱者及女性月经期不宜服用荷叶。③ 荷叶畏桐油、茯苓、白银。④ 凡上焦邪盛,治宜清降者,忌用荷叶。

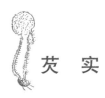

# 芡　实

芡为一年生大型水生草本植物。沉水叶箭形或椭圆肾形,叶花漂浮水面,茎叶均有刺,种子球形,直径10余毫米,黑色。花期7~8月,果期8~9月。芡实广布于东南亚。我国南北各省区湖塘沼泽中均有野生,江浙一带有栽培。

喜温暖湿润气候,需充足光照,对土壤要求不严,我国南方较温暖的地区均可栽种。

**【别名】** 鸡头米、鸡头莲。

**【药用部位】** 睡莲科植物芡的干燥成熟种仁。

**【种植技术】** 种子繁殖、直播或育苗移栽。家庭种植常以种子繁殖为主,春、秋均可播种。

1. 栽植　春播时选颗粒饱满的干种子,于3～4月间用黏性泥土将3～4粒种子包成一团,栽培于盆中,气温保持25～30℃,约半月发芽,待幼苗有3～4片真叶时,再进行一次移苗换盆。花盆(缸)以直径30 cm以上的为佳,可

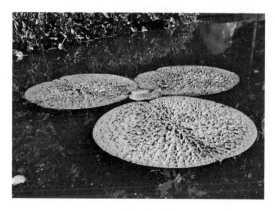

使植株充分伸展。盆(缸)土可用塘泥土或菜园土,盆(缸)底放些许基肥,移苗时带子起苗,洗净根上附泥,栽苗时只要把种子和"发芽茎"栽入土中即可,切忌埋没心叶。其后将盆(缸)土浸入水中,水面略高于土面即可。

2. 肥水管理　若生长期长势不旺、叶小而薄,可以在根茎旁边埋少许尿素或肥料。保持水质清洁,并应逐渐加水。夏季时水位稍深,最多可灌至水深20 cm,但不能淹没叶面。高温季节要保持盆水清洁。若换水需在清晨进行,以防新旧清水水温相差过大,影响花、叶正常生长。

3. 光照　放在通风良好、阳光充足处。

4. 修剪　开花后及时把枯死的叶片叶柄等剪掉,防止消耗养分并能保持植株美观。为使植株结果,花谢后沉入水中不可剪掉。

【性味功效】

性味:甘、涩,平。

功效:益肾固精,补脾止泻,祛湿止带。用于梦遗滑精,遗尿尿频,脾虚久泻,白浊,带下。

【食疗药膳】

1. 芡实薏苡仁汤

食材:芡实30 g,薏苡仁30 g,红糖适量。

制法:将芡实和薏苡仁洗净一同放入锅中,加清水适量,小火慢炖

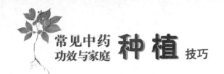
1～2小时,煮至酥烂,加红糖2匙,再煮片刻即可。

功效:治疗胃及十二指肠溃疡。

2. 芡实八珍糕

食材:芡实、山药、茯苓、白术、莲肉、薏苡仁、扁豆各30 g,人参8 g,粳米米粉400 g,清水适量。

制法:将以上食材研粉,再与粳米米粉和匀,加开水调和做成糕,蒸熟即成。

功效:补肾固精,健脾除湿。适用于病后体虚乏力、脾虚食少、便溏消瘦等症。

3. 莲子芡实粥

食材:莲子50 g,芡实15 g,大米300 g。

制法:三味一起熬,水需多放,勿使粥过稠。

功效:莲子可以健脾宁心,芡实能够健脾补肾,常喝能够缓解压力、防止因工作紧张造成的失眠等不适。

**【注意事项】** ① 因为芡实有较强的收涩作用,便秘、尿赤小便淋漓不尽者、产妇及婴幼儿皆不宜食用。② 芡实无论是生食还是熟食,一次切忌食用过多,否则难以消化,平时有腹胀症状者更应忌食。

# 覆 盆 子

覆盆子属落叶灌木,花期3～4月,果期5～8月,果实为聚合果,有多数小核聚合而成,呈圆锥形或扁圆锥形,味道酸甜,枝干上长有倒钩刺。

喜温暖、湿润环境,要求光照良好的散射光,对土壤要求不严格,适应性强,但以土壤肥沃、保水保肥力强及排水良好的微酸性土壤至中性砂壤土及红壤、紫色土等为宜。

**【别名】** 覆盆、泡子、小托盘、悬钩子。

**【药用部位】** 蔷薇科植物华东覆盆子的果实。

【种植技术】 用分枝、分根和种子繁殖。家庭种植常以分根繁殖为主。

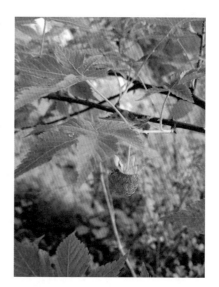

1. 栽植 选用35～40 cm的花盆,但底部要有漏水孔。栽培土比较理想的是天然腐叶土。分根繁殖即在早春根茎上的不定芽还未出土时,挖取根茎,按长10～15 cm切断,斜插或浅埋入盆中,保持土壤湿润,放在空气潮湿温暖的地方。

2. 肥水管理 可将肥料发酵加水,结合浇水施入。肥料以少施、勤施为宜。春天浇水不能过多,2～3日一次为好。夏季蒸发量大,可增加浇水次数,中午喷水降温。秋季要减少浇水次数。每次浇水以透而不外渗为宜。

3. 修剪 苗木在上盆后,可在苗高3～5 cm处平茬。当新梢长到20 cm时,可摘去各枝的顶心(摘心),促使萌发新侧枝,侧枝长到20 cm时,再摘心,反复摘心到秋季,次年便可开花挂果。

4. 越冬管理 11月份覆盆子落叶后,温度低于5℃时,开始进入休眠,要保持盆土的一定湿度。另外,如果冬季管理条件好,气温、湿度达到覆盆子的生长条件,就不落叶,继续生长。注意检查,不要碰伤枝条,待来年春天消冻后搬出室外。

【性味功效】

性味:甘、酸,温。

功效:益肾,固精,缩尿。用于肾虚遗尿,小便频数,阳痿早泄,遗精滑精。

【食疗药膳】

1. 党参覆盆子红枣粥

食材:党参10 g,覆盆子10 g,大枣20枚,粳米100 g,白糖适量。

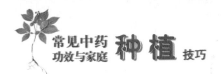

制法：将党参、覆盆子放入锅内，加适量清水煎煮，去渣取汁；粳米淘洗干净。将药汁与大枣、粳米煮粥，粥熟加入白糖调味即成。

功效：具有补气养血、固摄乳汁的作用。可用于防治产后气血虚弱所致的乳汁自出。

2. 巴戟二子酒

食材：巴戟天、覆盆子、菟丝子各 15 g，米酒 250 g。

制法：将巴戟天、菟丝子、覆盆子用米酒浸泡，7 日后即可服用。

功效：适用于肾虚所致精液异常、滑精、小便频数、腰膝冷痛等症。

【注意事项】 肾虚火旺、小便短赤者、怀孕初期妇女慎服。

# 附录　药用植物常见病虫害防治

## 病　害　防　治

### 细菌性青枯病

植株根部最先出现褐变,然后开始腐烂。随后褐变出现在地面茎部,病茎的褐色病变部位会分泌出白色混浊污汁。植株发病后,会迅速萎蔫、枯死,但茎叶仍保持绿色。该病容易发生在高温高湿、重茬连作、地洼土黏、田间积水、土壤偏酸、偏施氮肥等情况下。易受该病危害的药用植物有玄参、桔梗、野菊花等。

【防治方法】

（1）立即拔除田间病株并烧毁,且及时用2%甲醛液,或20%石灰水对周围土壤进行消毒。

（2）在发病初期,可用77%可杀得的400倍液或农用硫酸链霉素或农用抗生素120的3 000～4 000倍、25%络氨铜500倍液进行灌根,对该病有很好的防治效果。

### 灰斑病

灰斑病又称斑点病、褐斑病或蛙眼病,属真菌病害。该病易发于气候潮湿时,发病时病斑背面出现密集灰色霉层,霉层由病菌的分生孢子

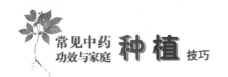

梗和分生孢子组成。严重时几十个病斑出现于同一叶片上,使叶片提早脱落。种粒上的病斑呈圆形至不规则形,中间灰色,边缘红褐色。易受该病危害的药用植物有薄荷、枸杞、枇杷、玉竹、牛膝、藿香、小茴香、玫瑰、桔梗、山药等。

【防治方法】

(1)按照每亩100 g的量,将40%多菌灵稀释成1 000倍,然后喷洒于患病植株。

(2)按照每亩100～150 g的量,将50%多菌灵可湿性粉或70%甲基托布津,兑水稀释成1 000倍液,然后喷洒于病株。

(3)按每亩40 ml 2.5%溴氰菊酯乳油,100 g 50%多菌灵可湿粉的比例将两者混合,兑水稀释1 000倍喷雾,可同时防食心虫。使用药剂防治时,要抓住防治时机,即刚出现轻微症状时立即用药,防治发病面积扩大。

## 炭疽病

炭疽病为植物常见病害,发病部位主要为植物叶片,常见于叶缘和叶尖,严重时大半叶片都会枯黑死亡。发病初期,叶片上开始出现圆形或椭圆形红褐色小斑点,并逐渐扩展成直径为1～4 mm深褐色圆形病斑,后期病斑中央由灰褐色转为灰白色,边缘呈现紫褐色或暗绿色,最后病斑变成黑褐色,且有呈轮纹状排列的小黑点,小黑点为病菌的分生孢子盘。严重时,一个叶片可出现十多个病斑,病斑融合成片导致叶片干枯,后期病斑穿孔造成病叶脱落。易受该病危害的药用植物有杜仲、芡实、枇杷、枸杞、百合、月季、罗汉果、佛手、黄精、葛根、花椒、肉桂等。

【防治方法】

(1)及时除去病花、病果,防治病菌传染。同时加强肥水管理,注意施用有机肥,并配合施用一定量钾肥,并且注意排水,降低湿度。

(2)病症一经发现,开始喷1∶0.35∶100倍式的波尔多液或70%甲基硫菌灵的1 000～1 200倍液、50%多菌灵可湿性粉剂的1 000倍液、

80%炭疽福美800倍液、50%混杀硫悬浮剂500～600倍液、50%苯菌灵可湿性粉剂1500倍液。每隔半月喷药1次,共2～3次。果实采收后,可按1000 mg/kg多菌灵或500 mg/kg抑霉唑、500 mg/kg苯菌灵处理。贮藏库须用5%甲醛消毒。

### 根腐病

根腐病症状为须根、支根首先变褐腐烂,然后逐步向主根蔓延,最后全根腐烂,同时地上茎叶自下向上枯萎,最终全株枯死。该病常与根螨、地下线虫有关,严重发病多见于土壤黏度大、田间积水过多时。易受该病危害的药用植物有浙贝母、百合、玉竹、党参、山药、地黄、黄芩、丹参、菘蓝、太子参、白术、红花、玄参、牛膝、金钱草、栀子、何首乌、花椒、肉桂等。

【防治方法】

播种前,用丙线磷等杀虫药剂撒施整土,防治地下害虫,同时通过加施腐熟有机肥来增强植株抗病力。发病初期,可用多菌灵、甲基托布津800～1000倍液灌根,雨后注意及时排水。

### 立枯病

立枯病易发生于施用过未充分腐熟肥料的阴湿地,且多见于幼苗。幼苗染病后,幼茎基部出现黄褐色病斑或基部全部变色并且干枯,上部枝叶开始枯黄倒伏并最终死亡。常见易受该病危害的药用植物有杜仲、地黄、白术、野菊花、栀子、木瓜、山楂、夏枯草、辛夷、酸橙等。

【防治方法】

(1)实行轮作。

(2)合理控制种植密度。

(3)发病初期,立即用退菌特1000倍液喷洒病株,或将退菌特与细土混合然后撒于病株基部,每10日撒1次,注意及时拔除病株,防止其他健康植株受到感染。

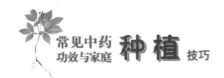

### 叶斑病

叶斑病多发生于高温天气且田间通风不良时,生长衰弱的植株更易发病。症状为叶上形成各种形状的黄褐色或紫色斑点,病斑逐渐扩大,后期互相连接成片,造成叶片干枯并脱落。易受该病危害的药用植物有桔梗、白术、野菊花、金银花、薄荷、木瓜、枸杞、山药、藿香、何首乌、葛根等。

【防治方法】

(1)注意轮作。

(2)用50%多菌灵或65%代森锌的600~1 000倍液将种子、种苗消毒后再种植。

(3)发病初期,可用1:1:100波尔多液喷洒叶片,每7~10日喷1次,连续喷洒直至病症消除。

### 黑斑病

黑斑病主要危害叶片,但也能危害植株的叶柄、嫩枝、花梗和幼果。症状分为两种类型:一种是发病初期,叶片表面开始出现红褐色至紫褐色小点,逐渐扩大为圆形,病斑颜色变为暗黑色,病斑周围常伴有黄色晕圈,边缘呈放射状。后期病斑上散生黑色小粒点,为病菌的分生孢子盘,严重时植株下部叶片枯黄,并开始落叶直至枝条枯死。另一种是叶片上出现褐色或暗褐色圆形或不规则的轮纹斑,其上生长黑色霉状物,即为病菌的分生孢子。严重时,叶片早落,影响生长。易受该病危害的药用植物有野菊花、玫瑰、山药、板蓝根、月季、浙贝母、黄精等。

【防治方法】

(1)及时清扫落叶,并摘去病叶,以此来病菌减少侵染概率。

(2)盆栽时切忌放置过密,同时不要直接放在地面,以免地面积水时盆土过湿,从而导致染病概率增大。

(3)药剂防治。夏季新叶刚展开时,立即使用50%多菌灵可湿性粉 500～1 000 倍液，或 75% 百菌清可湿性粉 500 倍液，或 80% 代森锌可湿性粉 500 倍液，或 1∶1∶100 倍波尔多液，或 70% 甲基托市津 1 000～1 200 倍液喷洒，一般 7～10 日喷 1 次，连续喷药直至病症消除。

## 根结线虫病

该病是由于根结线虫的寄生，使植物根部长了许多瘤状物，导致植株生长缓慢并且叶片发黄，最后全株枯死。易受该病危害的药用植物有罗汉果、金钱草、丹参、桔梗等。

【防治方法】

（1）与禾本科作物轮作或水旱轮作，从而达到综合防治的目的。

（2）土壤消毒。在播种或定植前，按每平方米用菌线威 0.3～0.5 g 的量，稀释成 3 500～7 500 倍液均匀喷洒或兑细土 200～500 倍混匀后撒施在土表上，条件允许的话最好用地膜覆盖 48～72 小时。

（3）生长期（发病期）用菌线威 3 500～7 000 倍液，浇灌植株基部，可达到防治的效果。

## 白绢病

白绢病的症状为植株近地面的根或茎基部，会出现一层白色绢丝状物，严重时腐烂成乱麻状，最终叶片枯萎，导致全株死亡。植株发病常见于雨季或土壤受渍时，常见易受该病危害的药用植物有桔梗、白术、太子参、黄连、鱼腥草等。

【防治方法】

（1）与禾本科作物轮作。

（2）注意排水，降低土壤湿度。

（3）用多菌灵 500～1 000 倍液、甲基托布津液 1 000～1 200 倍液浸种消毒。

（4）发病时用多菌灵 500～1 000 倍液、甲基托布津液 1 000～1 200 倍液喷洒病株。

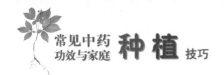

## 锈病

锈病是一类植物病害,由真菌中的锈菌引起,主要危害植物的叶、茎和果实。受害部位会产生不同颜色的小疱点或疱状、杯状、毛状物,甚至引起肿瘤等症状,造成植株生长不良或落叶等。严重时植株因体内水分大量蒸发而迅速枯死。易受该病危害的药用植物有薄荷、白术、白芍、野菊花、红花、西红花、党参、黄芩、金银花、白扁豆、何首乌、紫苏、花椒等。

【防治方法】

(1)加强肥水管理,注意施用充分腐熟的有机肥,适当增施磷、钾肥,此方法可有效提高植株抗病性。

(2)药剂防治选用菌宁(40%的氟环唑多菌灵水剂)1 000～1 500倍液,或32.5%苯甲嘧菌酯1 000～1 200倍液,或30%醚菌酯1 000倍液,或70%代森锰锌可湿性粉剂1 000倍液加15%三唑酮可湿性粉剂2 000倍液。每隔10～15日喷1次药,连续防治2～3次。

## 枯萎病

枯萎病,亦称疫病。此病害由真菌或细菌引起,该病发病突然,发病后植株出现点斑,叶、花、果、茎凋萎或整株植物死亡的症状,对植株危害极大。该病易侵袭生长迅速的幼嫩组织,在重茬地或排水不良的黏土地发病严重。易受该病危害的药用植物有山药、桔梗、西红花、地黄、五味子、芡实等。

【防治方法】

发病后,将30%恶霉灵300～500倍液,与40 g叶面营养液混合,用混合液全面喷施初发病的植株,同时用30%恶霉灵600～700倍液进行灌根,可起到有效防治枯萎病的效果。

## 菌核病

发病初期,幼苗基部出现褐色水渍状病斑,幼茎快速腐烂,造成植株

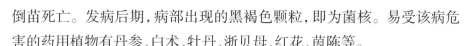

倒苗死亡。发病后期，病部出现的黑褐色颗粒，即为菌核。易受该病危害的药用植物有丹参、白术、牡丹、浙贝母、红花、茵陈等。

【防治方法】

（1）实行轮作。

（2）雨后注意及时排除积水，降低田间湿度。

（3）病株一经发现，立即拔去，同时用草木灰、石灰粉撒入病穴消毒，防止病菌扩散。

（4）发病初期，用50%托布津500倍液或50%退菌特600倍液喷洒植株，每隔5～10日喷洒一次，直至症状消除。

## 紫纹羽病

此病危害植株根部，初发于支根，逐步扩展至主根、根茎。主要症状为初发病时，根的表皮即出现黄褐色不规则斑块，发病根的根皮颜色较健壮根皮颜色略深，此时病根内部皮层组织已变为褐色。不久，紫红色网状物缠绕于病根表面，严重时出现厚绒布状的紫色物甚至紫红色半球形核状物。病根皮层虽然腐烂，由褐色变为黑色，但表皮仍完好，可滑动脱落，最后植株朽枯。由于根部腐烂，地上部植株长势衰弱，造成节间短、叶片小、颜色发黄而薄的现象，严重影响产量。该病发展较缓慢，植物从发病到枯死往往需要数年的时间。易受该病危害的药用植物有党参、桔梗、芍药、太子参、玄参等。

【防治方法】

（1）种子、种苗种植前进行消毒处理，用2%的石灰水、70%甲基托布津或50%多菌灵800～1 000倍液、0.5%硫酸铜、50%代森铵1 000倍液等药剂浸泡10～15分钟种植。

（2）发病后，用70%甲基托布津或50%多菌灵800～1 000倍液、0.5%硫酸铜、50%代森铵1 000倍液喷洒病株，每5～10日喷洒一次，连续2～3次。

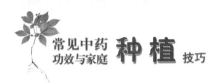

## 黑粉病

黑粉病又称黑穗病，该病多发生于高温干旱期，此病可感染植株的茎、叶、穗。染病的茎叶弯曲、畸形甚至形成小瘤状，病株外面形成一层白膜，发病后期破裂，散出黑粉。如穗感染此病，则不结子。易受该病危害的药用植物有薏苡仁、车前草、月季、荷花等。

**【防治方法】**

（1）实行轮作。

（2）种子用20%粉锈宁或50%多菌灵500～1 000倍液浸种消毒。

（3）及时拔除病株，集中烧毁，同时用草木灰、石灰粉撒入病穴消毒，防止病菌扩散，同时用20%粉锈宁或50%多菌灵500～1 000倍液喷洒。

## 霜霉病

此病从幼苗到收获的整个生长发育过程均可发生，其中成熟植株受害最为严重。霜霉病主要危害叶片，病症由基部向上部叶发展。发病初期，叶面形成浅黄色近圆形至多角形病斑。空气潮湿时，叶背出现霜状霉层，严重时可蔓延到叶面，且容易引发角斑病等并发症。后期病斑扩大连成一片，呈黄褐色，严重时全部叶片枯黄死亡。易受该病危害的药用植物有太子参、菘蓝、蒲公英、桔梗、野菊花等。

**【防治方法】**

（1）实行轮作。

（2）发病初期，可用75%百菌清500倍液喷雾；发病严重时，可用58%甲霜-锰锌500倍液或69%烯酰-锰锌800倍液喷雾，每隔7日喷一次，连续防治2～3次，从而达到可有效控制霜霉病蔓延的效果。此外，用药同时喷洒叶面肥和植物生长调节剂，效果更佳。

## 白粉病

植株的叶、嫩茎、花柄及花蕾、花瓣等为白粉病的发病部位。发病初期,出现黄绿色不规则小斑,随后病斑不断扩大,表面长出白粉斑,最后该处生出无数黑点。发病后期,染病部位变成灰色,连片覆盖其表面,边缘呈污白色或淡灰白色。受害植株叶片皱缩变小,嫩梢扭曲畸形,花芽不开。霉斑早期分散存在,后来逐步联合形成一个大霉斑,甚至能够覆盖全叶,严重影响植株光合作用,干扰植株正常新陈代谢过程,从而造成植物早衰,使中药材产量严重受损。易受该病危害的药用植物有月季、薄荷、金银花、五味子、枸杞子、蒲公英、黄连、山楂、紫苏、绞股蓝、肉桂等。

【防治方法】

(1)选用抗病品种。

(2)发生病害时,可喷15%粉锈宁1 000倍液、2%抗霉菌素水剂200倍液、10%多抗霉素1 000～1 500倍液。用药时需要注意,反复使用同种药剂容易导致病菌产生抗药性,防治效果锐减,故提倡各种药剂交替使用。

(3)另外,也可用白酒(乙醇含量35%)1 000倍液,每隔3～6日喷一次,连续喷3～6次,冲洗叶片直至无白粉为止。

# 虫 害 防 治

## 蚜虫

该虫害常见于4～9月,其中4～6月时病情最为严重,"立夏"前后特别是阴雨天发病最快。蚜虫种类多,形态各异,体色有黄、绿、黑、褐、灰等,其吸食植株叶、茎顶部的柔嫩多汁部位,造成叶及生长点蜷缩,植株停止生长,叶片变黄干枯等症状。蚜虫危害的药用植物极多,几乎所有药用植物都受其危害。

【防治方法】

(1)彻底清除杂草,减少蚜虫的迁入机会。

(2)发病期,用40%乐果1 000～1 500倍稀释液或灭蚜灵1 000～

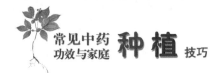

1 500倍稀释液喷杀病株,连续喷洒多次直至将蚜虫杀灭。

## 地老虎

地老虎又名土蚕、截蚕,分为小地老虎、黄地老虎、大地老虎等多个品种,该虫害常发生于多雨潮湿的4～6月份。幼虫以植物茎叶为食,喜咬食嫩茎,从而造成植株死亡。幼虫稍大后便钻入土中,夜间出来活动,咬食幼根、幼苗,破坏植株生长,该虫害能导致大量减产。地老虎为多种药材幼苗期的重要害虫,主要危害枸杞、白术、桔梗、山药、浙贝母、太子参、黄精、牡丹、红花、罗汉果、藿香、杜仲等。

【防治方法】

(1)施用的粪肥须高温堆制,充分腐熟。

(2)3月下旬至4月上旬须注意除去地边杂草,及时清除枯叶、落叶,从而消灭越冬幼虫和。

(3)发病初期,按种子量的0.1%用75%辛硫磷乳油拌种;日出前检查病株,挖土捕杀害虫;危害严重时,用75%辛硫磷乳油700倍液进行灌穴,或直接喷洒90%敌百虫600倍液。

## 天牛

天牛成虫一般5月出土,将虫卵产在枝条上端的表皮内,幼虫先在表皮内活动,然后钻入木质部,从上向基部蛀食,秋后钻到茎基部或根部越冬。植株受害后,逐渐衰老枯萎,最终死亡,该虫害会造成中药材大量减产。易受该虫危害的药用植物有金银花、白菊、野菊花、合欢花、金银花、木瓜、花椒、石榴、牵牛、枇杷等。

【防治方法】

(1)5月初,成虫出土时用80%敌百虫1 000倍液灌注花墩。

(2)产卵盛期,每7～10日用50%辛硫磷乳油600倍液,或50%磷胺乳油1 500倍液喷洒枝条1次,连续数次。

(3)虫枝一经发现,立即剪下烧毁;同时将用80%敌敌畏原液浸过的药棉塞入虫孔,用泥封住,毒杀幼虫,或用钢丝插入新的虫孔刺杀。

### 红蜘蛛

该虫害繁殖力很强,高温干燥的7～8月为其繁殖时期,红蜘蛛种类很多,体微小、红色,多集中于植株背面吸取汁液。被害叶片初期呈红黄色,严重时全叶出现干枯症状,花、幼果也会受害。易受该虫危害的药用植物很多,如红花、牛膝、玫瑰、月季、鸡冠花、佛手、花椒、山楂、紫苏、金钱草、藿香、鱼腥草等。

【防治方法】

发病期可用50%三氯杀螨砜1 500倍稀释液或25%杀虫脒200～300倍稀释液喷洒以达到杀虫效果,也可用40%乐果1 500倍稀释液喷雾杀虫。

### 蛴螬

蛴螬别名老母虫、核桃虫,成虫叫金龟子。成虫与幼虫都能危害植株,尤以幼虫为害为甚。蛴螬幼虫是常见的地下害虫,主要以咬食根、地下茎为主,也咬食地上茎,而成虫主要危害地上茎叶部分。常见易受该虫危害的药用植物很多,如山药、牛膝、党参、丹参、白芍、太子参、浙贝母、红花、菊花、白术、桔梗、玄参、何首乌、牡丹、罗汉果、牵牛、银杏、杜仲等。

【防治方法】

（1）傍晚用灯光诱杀成。

（2）发病期可用90%敌百虫1 000倍或50%E605乳油1 000倍稀释液浇灌虫穴。

（3）投放毒饵,用25 g氯丹乳油拌炒香的麦麸5 kg加适量水配成毒饵,于傍晚撒于植株附近进行诱杀。

### 刺蛾

刺蛾又名痒辣子。6月上旬至9月,幼虫危害叶片,将叶片食成孔洞

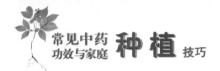
和缺刻。初龄幼虫有群性，危害严重时，使幼树枯死。成蛾有趋光性。主要危害辛夷、栀子、萝卜。

【防治方法】

（1）冬春挖掘虫茧并杀死。

（2）喷施孢子含量100亿/克青虫菌粉剂的500倍液。

## 蚧壳虫

分为粉蚧壳和蜡蚧壳虫两种。虫害一般从每年6月开始发生，蚧壳虫大雨后从地面爬上植株危害茎杆，7月以后危害花轴和小叶柄，8～10月间危害最为严重。虫体附着在茎杆、花轴、小药轴上，吸取汁液，虫害一旦发生便会对植株造成严重危害，影响其正常生长，植株小花开始萎黄，严重时造成干花和小果干枯脱落，使中药材严重减产。常见易受该虫危害的药用植物有牡丹、玫瑰、月季、凌霄花、佛手、花椒、垂盆草、石斛、十大功劳等。

【防治方法】

（1）虫害发生时，注意加强检查，若发现植株上有虫体及时杀死。

（2）发生虫害后，在蚧壳虫幼龄期用多灭灵600～800倍稀释液喷杀。

（3）虫害发生严重时，用敌敌畏1 000倍稀释液，喷洒受害植株及虫体，每隔5～7日喷1次，连续喷2～3次直至虫害消失。

### 粉蝶

又名菜青虫。多发生于5～9月。幼虫咬食叶片，造成叶片孔洞、缺口，严重时造成植株死亡。易受该虫危害的药用植物有危害石菖蒲、菘蓝、石斛、生姜、莪术等。

【防治方法】

（1）植株上一经发现幼虫，立即杀死。

（2）幼虫期可喷90%敌百虫800倍液。

## 蝼蛄

　　蝼蛄为多食性害虫,各种药材幼苗均为其啃食对象,严重危害药材苗床和移栽后的幼苗。蝼蛄在土中活动,咬食刚播下的种子和幼芽,或啃食幼苗根、茎部,导致幼苗枯死,受害的根部呈乱麻状。同时,蝼蛄将表土穿成许多隧道,使幼苗根部透风并和土壤分离,造成幼苗因失水干枯致死,使药材大幅度减产。常见易受该虫危害的药用植物有地黄、浙贝母、太子参、黄连、牡丹、罗汉果、牵牛、蒲公英等。

　　【防治方法】

　　(1)种子处理。播种前按种子重量0.1%～0.2%,用50%辛硫磷乳油拌种,堆闷12～24小时后播种。

　　(2)土壤处理、灌溉药液。当蝼蛄危害严重时,按每亩用3%辛硫磷颗粒剂1.5～2 kg的量,兑细土15～30 kg混匀撒于地表。若苗床受害严重时,可用80%敌敌畏乳油30倍液灌洞灭虫。